Sivakumar Joghi Thatha Gowder

Nutrição e metabolismo

AF549142

Sivakumar Joghi Thatha Gowder

Nutrição e metabolismo

Um livro abrangente de perguntas de múltipla escolha com respostas

ScienciaScripts

Imprint
Any brand names and product names mentioned in this book are subject to trademark, brand or patent protection and are trademarks or registered trademarks of their respective holders. The use of brand names, product names, common names, trade names, product descriptions etc. even without a particular marking in this work is in no way to be construed to mean that such names may be regarded as unrestricted in respect of trademark and brand protection legislation and could thus be used by anyone.

Cover image: www.ingimage.com

This book is a translation from the original published under ISBN 978-3-659-92058-5.

Publisher:
Sciencia Scripts
is a trademark of
Dodo Books Indian Ocean Ltd. and OmniScriptum S.R.L publishing group

120 High Road, East Finchley, London, N2 9ED, United Kingdom
Str. Armeneasca 28/1, office 1, Chisinau MD-2012, Republic of Moldova, Europe
Managing Directors: Ieva Konstantinova, Victoria Ursu
info@omniscriptum.com

Printed at: see last page
ISBN: 978-620-8-37854-7

Copyright © Sivakumar Joghi Thatha Gowder
Copyright © 2024 Dodo Books Indian Ocean Ltd. and OmniScriptum S.R.L publishing group

Prefácio

Nutrição e Metabolismo - Uma Revisão Rápida foi concebido para estudantes e profissionais que pretendem aprofundar os seus conhecimentos sobre nutrição e metabolismo através de uma prática orientada. Este livro está estruturado como um banco de perguntas abrangente, oferecendo uma gama de perguntas de escolha múltipla (MCQs) que abrangem princípios fundamentais, processos essenciais e conhecimentos aplicados em nutrição e metabolismo.

O principal objetivo deste livro é servir como um recurso prático para a preparação de exames e reforço de conhecimentos. Com perguntas concebidas para desafiar, clarificar e desenvolver conceitos fundamentais, os estudantes e profissionais podem envolver-se ativamente com o material, testar a sua compreensão e identificar áreas a melhorar. Estes exercícios abrangem tópicos críticos, desde o metabolismo dos nutrientes até às vias bioquímicas, e fornecem uma abordagem dinâmica para dominar este domínio complexo.

Quer se esteja a preparar para exames ou a procurar melhorar os conhecimentos práticos, os leitores encontrarão *na Nutrição e Metabolismo - Uma Revisão Rápida* um companheiro valioso. À medida que os estudantes ou os profissionais se debruçam sobre estas questões, ganham confiança e competência, o que lhes permite ter sucesso académico ou profissional e aplicar os seus conhecimentos na prática no domínio da saúde e da ciência.

-Dr. Sivakumar Joghi Thatha Gowder,
Faculdade de Ciências Médicas Aplicadas,
Universidade Rei Faisal,
Arábia Saudita

Índice

CAPÍTULO 1 / CONCEITOS FUNDAMENTAIS DE NUTRIÇÃO

Perguntas de escolha múltipla

1. **Qual dos seguintes é considerado um macronutriente?**
   a) Ferro
   b) Vitamina C
   c) Proteína
   d) Zinco
   e) Ácido fólico
2. **A principal fonte de energia do corpo humano é:**
   a) Gorduras
   b) Vitaminas
   c) Hidratos de carbono
   d) Proteínas
   e) Minerais
3. **Que nutriente é essencial para a construção e reparação dos tecidos do corpo?**
   a) Vitaminas
   b) Hidratos de carbono
   c) Proteínas
   d) Gorduras
   e) Fibras
4. **As vitaminas lipossolúveis incluem todas as seguintes, exceto:**
   a) Vitamina A
   b) Vitamina D
   c) Vitamina C
   d) Vitamina E
   e) Vitamina K
5. **Que mineral é crucial para o transporte de oxigénio no sangue?**
   a) Cálcio
   b) Magnésio
   c) Ferro
   d) Potássio
   e) Sódio
6. **Qual das seguintes NÃO é uma função da fibra alimentar?**
   a) Melhorar o trânsito intestinal
   b) Reduzir o colesterol
   c) Fornecer aminoácidos essenciais
   d) Apoiar a saúde intestinal
   e) Reduzir os picos de açúcar no sangue
7. **Qual é o nutriente cuja ingestão excessiva está associada à hipertensão?**

a) Cálcio
b) Sódio
c) Potássio
d) Magnésio
e) Vitamina D

8. **A Dose Diária Recomendada (DDR) é:**
a) A ingestão média necessária para manter a saúde
b) A quantidade necessária para prevenir sintomas de deficiência
c) O nível que satisfaz as necessidades de quase todas as pessoas saudáveis
d) A quantidade máxima que se pode consumir sem risco
e) A quantidade mínima necessária

9. **Que vitamina é obtida principalmente através da exposição à luz solar?**
a) Vitamina A
b) Vitamina C
c) Vitamina D d
) Vitamina E
e) Vitamina B12

10. **Qual é o nutriente mais rico em calorias?**
a) Hidratos de carbono
b) Proteínas
c) Gorduras
d) Fibras
e) Água

11. **Que mineral é essencial para a saúde dos ossos e para a função muscular?**
a) Potássio
b) Fósforo
c) Cálcio
d) Sódio
e) Zinco

12. **Qual é a principal função dos hidratos de carbono no organismo?**
a) Reparação dos tecidos
b) Produção de hormonas
c) Apoio imunitário
d) Fornecimento de energia
e) Saúde óssea

13. **Que deficiência vitamínica conduz ao escorbuto?**
a) Vitamina D
b) Vitamina K
c) Vitamina B12
d) Vitamina C
e) Vitamina A

14. **As proteínas são constituídas por:**
a) Açúcares
b) Ácidos gordos

c) Aminoácidos
d) Nucleótidos
e) Vitaminas

15. **Que vitamina ajuda na coagulação do sangue?**
a) Vitamina D
b) Vitamina C
c) Vitamina A
d) Vitamina K
e) Vitamina B6

16. **Qual dos seguintes alimentos é rico em ácidos gordos ómega 3?**
a) Espinafres
b) Azeite
c) Salmão
d) Frango
e) Batatas

17. **A água constitui aproximadamente _____ percentagem do peso corporal de um adulto.**
a) 10%
b) 25%
c) 50%
d) 60%
e) 75%

18. **Que vitamina é essencial para a absorção do cálcio?**
a) Vitamina A
b) Vitamina B12
c) Vitamina C
d) Vitamina D
e) Vitamina E

19. **Que nutriente em falta provoca anemia?**
a) Vitamina C
b) Ferro
c) Cálcio
d) Sódio
e) Fósforo

20. **Qual dos seguintes é considerado um mineral vestigial?**
a) Cálcio
b) Ferro
c) Sódio
d) Fósforo
e) Vitamina C

21. **As gorduras alimentares são importantes porque:**
a) São armazenadas como glicogénio
b) Ajudam na coagulação do sangue
c) Fornecem aminoácidos essenciais
d) São uma fonte de energia e ajudam na absorção de vitaminas
e) Estão envolvidas na síntese do ADN

22. **O índice glicémico (IG) mede:**
    a) A qualidade das proteínas
    b) A densidade da gordura nos alimentos
    c) O impacto dos hidratos de carbono na glicose sanguínea
    d) O conteúdo mineral dos alimentos
    e) O conteúdo calórico dos alimentos
23. **Que vitamina é importante para manter a pele e a visão saudáveis?**
    a) Vitamina C
    b) Vitamina B12
    c) Vitamina A
    d) Vitamina K
    e) Vitamina D
24. **Qual destas é uma vitamina hidrossolúvel?**
    a) Vitamina A
    b) Vitamina D
    c) Vitamina C
    d) Vitamina E
    e) Vitamina K
25. **Qual a vitamina cuja ingestão excessiva pode provocar toxicidade, nomeadamente no fígado?**
    a) Vitamina C
    b) Vitamina A
    c) Vitamina B12
    d) Vitamina K
    e) Vitamina D

26. **Qual dos seguintes minerais é o mais abundante no corpo humano?**
    a) Potássio
    b) Sódio
    c) Cálcio
    d) Magnésio
    e) Fósforo
27. **Que vitamina é essencial para a síntese do colagénio?**
    a) Vitamina A
    b) Vitamina D
    c) Vitamina C
    d) Vitamina E
    e) Vitamina K
28. **Qual das seguintes é uma função dos antioxidantes?**
    a) Construir massa muscular
    b) Promover a digestão
    c) Proteger as células de danos
    d) Absorver minerais
    e) Regular as hormonas
29. **Qual é a principal função da fibra alimentar na dieta?**
    a) Aumentar o metabolismo

b) Ajudar a digestão
c) Aumentar a massa muscular
d) Fornecer energia
e) Aumentar a absorção de cálcio

30. **Que nutriente é vital para a formação da hemoglobina?**
a) Cálcio
b) Magnésio
c) Ferro
d) Potássio
e) Zinco

31. **Que tipo de gordura é considerada benéfica para a saúde do coração?**
a) Gordura saturada
b)
Gordura trans
c) Gordura polinsaturada
d) Óleo parcialmente hidrogenado
e) Gordura animal

32. **Que vitamina ajuda no metabolismo energético, auxiliando as enzimas?**
a) Vitamina C
b) Vitamina D
c) Vitamina A
d) Vitaminas B
e) Vitamina E

33. **A cegueira nocturna pode resultar de uma deficiência de que vitamina?**
a) Vitamina D
b) Vitamina K
c) Vitamina C
d) Vitamina A
e) Vitamina B12

34. **Qual das seguintes opções NÃO é uma função da água no organismo?**
a) Lubrificação das articulações
b) Regulação da temperatura
c) Fornecimento de energia
d) Transporte de nutrientes
e) Eliminação de resíduos

35. **Qual dos seguintes alimentos é uma fonte rica em fibras alimentares?**
a) Ovos
b) Queijo
c) Vegetais de folha
d) Aveia
e) Frango

36. **Que nutriente está envolvido na função enzimática e no suporte imunitário?**
a) Zinco

b) Cálcio
c) Vitamina D d
) Vitamina C
e) Potássio

37. **Qual dos seguintes elementos é considerado um hidrato de carbono simples?**
a) Amido
b) Fibra
c) Glicose
d) Glicogénio
e) Celulose

38. **Que tipo de gordura deve ser limitado devido à sua associação com as doenças cardiovasculares?**
a) Gorduras insaturadas
b) Gorduras monoinsaturadas
c) Gorduras polinsaturadas
d) Gorduras saturadas
e) Ácidos gordos ómega 3

39. **Que macronutriente é armazenado principalmente como glicogénio nos músculos e no fígado?**
a) Proteínas
b) Gorduras
c) Hidratos de carbono
d) Fibras
e) Água

40. **Qual é o nutriente cuja carência está associada à osteoporose?**
a) Vitamina C
b) Ferro
c) Cálcio
d) Proteína
e) Magnésio

41. **A TMB (Taxa Metabólica Basal) representa:**
a) A energia gasta na digestão
b) A energia total gasta num dia
c) A energia necessária em repouso
d) A energia para a atividade física
e) A ingestão calórica

42. **Qual dos seguintes alimentos não é uma proteína completa?**
a) Ovo
b) Soja
c) Peixe
d) Feijão
e) Frango

43. **As gorduras trans encontram-se habitualmente em:**
a) Frutos secos
b) Azeite

c) Manteiga
d) Salgadinhos transformados
e) Peixe

44. **O principal papel da vitamina E é:**
a) Reforçar os ossos
b) Atuar como um antioxidante
c) Apoiar a coagulação do sangue
d) Ajudar na digestão
e) Produzir glóbulos vermelhos

45. **Que mineral é essencial para a função nervosa e a contração muscular?**
a) Fósforo
b) Ferro
c) Cálcio
d) Magnésio
e) Zinco

46. **Uma dieta pobre em que nutriente pode levar ao bócio?**
a) Iodo
b) Vitamina C
c) Vitamina D
d) Ferro
e) Cálcio

47. **Qual dos seguintes alimentos é o mais rico em cálcio alimentar?**
a) Bananas
b) Cenouras
c) Espinafres
d) Leite
e) Ovos

48. **O colesterol é essencial para:**
a) A produção de vitamina C
b) A produção de energia
c) A síntese de hormonas
d) A absorção de cálcio
e) A construção muscular

49. **Qual destes nutrientes é um dos principais componentes da hemoglobina?**
a) Zinco
b) Ferro
c) Cálcio
d) Vitamina D
e) Potássio

50. **O ácido fólico é especialmente importante para as mulheres grávidas porque:**
a) Ajuda na absorção do cálcio
b) Previne a anemia
c) Ajuda no desenvolvimento do cérebro do feto

d) Reforça a imunidade
e) Melhora a digestão

Chave de resposta

1. c) Proteína
2. c) Hidratos de carbono
3. c) Proteína
4. c) Vitamina C
5. c) Ferro
6. c) Fornecimento de aminoácidos essenciais
7. b) Sódio
8. c) O nível que satisfaz as necessidades de quase todas as pessoas saudáveis
9. c) Vitamina D
10. c) Gordura
11. c) Cálcio
12. d) Fornecimento de energia
13. d) Vitamina C
14. c) Aminoácidos
15. d) Vitamina K
16. c) Salmão
17. d) 60%
18. d) Vitamina D
19. b) Ferro
20. b) Ferro
21. d) São uma fonte de energia e ajudam na absorção de vitaminas
22. c) O impacto dos hidratos de carbono na glicose sanguínea
23. c) Vitamina A
24. c) Vitamina C
25. b) Vitamina A

26. c) Cálcio
27. c) Vitamina C
28. c) Proteger as células de danos
29. b) Ajuda à digestão
30. c) Ferro
31. c) Gorduras polinsaturadas
32. d) Vitaminas B
33. d) Vitamina A
34. c) Fornecimento de energia
35. d) Aveia
36. a) Zinco
37. c) Glucose
38. d) Gordura saturada
39. c) Hidratos de carbono
40. c) Cálcio
41. c) Energia necessária em repouso
42. d) Feijão
43. d) Alimentos processados para refeições ligeiras

44. b) Atuar como antioxidante
45. d) Magnésio
46. a) Iodo
47. d) Leite
48. c) Síntese hormonal
49. b) Ferro
50. c) Contribui para o desenvolvimento do cérebro do feto

CAPÍTULO 2 / ASPECTOS MOLECULARES DA NUTRIÇÃO

Perguntas de escolha múltipla

1. Que molécula armazena principalmente energia nas células?
   - A) ADN
   - B) ARN
   - C) ATP
   - D) NADH
   - E) FADH2
2. A principal função das enzimas no metabolismo é:
   - A) Armazenar energia
   - B) Fornecer apoio estrutural
   - C) Actuam como catalisadores
   - D) Transportar oxigénio
   - E) Fornecer nutrientes
3. Qual das seguintes é uma coenzima envolvida no transporte de electrões?
   - A) Riboflavina
   - B) Tiamina
   - C) Biotina
   - D) Ácido fólico
   - E) Niacina
4. A glicose é decomposta na glicólise para formar:
   - A) Água
   - B) Oxigénio
   - C) Piruvato
   - D) Ácidos gordos
   - E) Ureia
5. A principal fonte de azoto na nossa alimentação provém de:
   - A) Hidratos de carbono
   - B) Gorduras
   - C) Proteínas
   - D) Minerais
   - E) Vitaminas
6. Que mineral é essencial para a síntese das hormonas da tiroide?
   - A) Cálcio
   - B) Ferro
   - C) Iodo
   - D) Magnésio
   - E) Fósforo
7. Os aminoácidos estão ligados entre si por:
   - A) Ligações glicosídicas
   - B) Ligações fosfodiéster
   - C) Ligações iónicas
   - D) Ligações peptídicas

- E) Ligações de hidrogénio

8. Na respiração celular, o aceitador final de electrões é:
   - A) Dióxido de carbono
   - B) Água
   - C) Oxigénio
   - D) NADH
   - E) Glucose
9. A estrutura primária de uma proteína refere-se a:
   - A) Alfa-hélices e folhas beta
   - B) Dobragem tridimensional
   - C) Sequência de aminoácidos
   - D) Disposição das subunidades
   - E) Função da proteína
10. Que vitamina é crucial para a coagulação do sangue?
    - A) Vitamina A
    - B) Vitamina B12
    - C) Vitamina C
    - D) Vitamina D
    - E) Vitamina K
11. O NADH e o FADH2 estão envolvidos em:
    - A) Digestão de gorduras
    - B) Transporte de electrões
    - C) Síntese proteica
    - D) Sinalização celular
    - E) Produção de hormonas
12. A molécula que transporta o colesterol para o fígado é:
    - A) LDL
    - B) HDL
    - C) VLDL
    - D) Quilomícrons
    - E) Triglicéridos
13. Que aminoácido é um precursor da serotonina?
    - A) Tirosina
    - B) Glicina
    - C) Triptofano
    - D) Lisina
    - E) Glutamina
14. Que vitamina pode provocar cegueira nocturna?
    - A) Vitamina C
    - B) Vitamina B12
    - C) Vitamina D
    - D) Vitamina A
    - E) Vitamina K
15. Que molécula é a principal responsável pelo armazenamento da informação genética?
    - A) ATP

- B) ARN
- C) ADN
- D) Proteínas
- E) Lípidos

16. O processo pelo qual o ARNm é sintetizado a partir do ADN é designado por:
    - A) Tradução
    - B) Transcrição
    - C) Replicação
    - D) Mutação
    - E) Emenda
17. Uma dieta rica em gorduras saturadas pode aumentar os níveis de:
    - A) HDL
    - B) LDL
    - C) VLDL
    - D) Ácido fólico
    - E) Glucose
18. Qual destas vitaminas actua como um antioxidante?
    - A) Vitamina A
    - B) Vitamina B6
    - C) Vitamina D
    - D) Vitamina E
    - E) Vitamina K
19. Qual é a enzima que inicia a digestão das proteínas no estômago?
    - A) Amilase
    - B) Pepsina
    - C) Lipase
    - D) Tripsina
    - E) Maltase
20. A principal forma de armazenamento de hidratos de carbono nos animais é:
    - A) Amido
    - B) Celulose
    - C) Glicogénio
    - D) Glucose
    - E) Quitina
21. Qual é a vitamina que causa o escorbuto?
    - A) Vitamina A
    - B) Vitamina B12
    - C) Vitamina C
    - D) Vitamina D
    - E) Vitamina K
22. A principal função da insulina é:
    - A) Quebrar o glicogénio
    - B) Aumentar os níveis de glucose no sangue
    - C) Diminuir os níveis de glucose no sangue

- D) Sintetizar proteínas
- E) Transformar a glicose em gordura

23. Qual dos seguintes não é um monossacárido?
    - A) Glucose
    - B) Frutose
    - C) Galactose
    - D) Maltose
    - E) Ribose
24. Os ácidos gordos ómega 3 encontram-se principalmente em:
    - A) Produtos hortícolas
    - B) Carne vermelha
    - C) Produtos lácteos
    - D) Peixe
    - E) Grãos
25. Durante um jejum prolongado, o cérebro utiliza principalmente que molécula para obter energia?
    - A) Glucose
    - B) Aminoácidos
    - C) Ácidos gordos
    - D) Corpos cetónicos
    - E) Lactato

26. Qual é a molécula que constitui o principal bloco de construção das membranas celulares?
    - A) Proteínas
    - B) Hidratos de carbono
    - C) Colesterol
    - D) Fosfolípidos
    - E) Ácidos nucleicos
27. O processo de conversão da glicose em glicogénio para armazenamento no fígado é chamado:
    - A) Glicólise
    - B) Gluconeogénese
    - C) Lipólise
    - D) Glicogénese
    - E) Proteólise
28. Qual destas vitaminas é solúvel em água?
    - A) Vitamina A
    - B) Vitamina C
    - C) Vitamina D
    - D) Vitamina E
    - E) Vitamina K
29. Os aminoácidos essenciais são aqueles que:
    - A) São sintetizados no fígado
    - B) Pode ser armazenado no corpo para utilização futura
    - C) Deve ser obtido através de dieta

- D) São convertidos em gordura
- E) Pode ser sintetizada a partir da glucose

30. Uma molécula de triglicérido é constituída por:
    - A) Um glicerol e três ácidos gordos
    - B) Dois gliceróis e um ácido gordo
    - C) Três gliceróis e um ácido gordo
    - D) Quatro gliceróis e dois ácidos gordos
    - E) Apenas três ácidos gordos
31. O processo de beta-oxidação refere-se à decomposição de:
    - A) Proteínas
    - B) Hidratos de carbono
    - C) Ácidos gordos
    - D) Ácidos nucleicos
    - E) Aminoácidos
32. A principal função da fibra alimentar é..:
    - A) Aumentar o açúcar no sangue
    - B) Ajuda na digestão
    - C) Aumentar a síntese proteica
    - D) Fornecer vitaminas essenciais
    - E) Promover o armazenamento de gordura
33. A molécula envolvida na transferência de grupos acilo no metabolismo é:
    - A) ATP
    - B) Coenzima A
    - C) NADH
    - D) FADH2
    - E) Biotina
34. A função dos sais biliares na digestão é a seguinte
    - A) Decompor os hidratos de carbono
    - B) Emulsionar as gorduras
    - C) Absorver aminoácidos
    - D) Neutralizar o ácido do estômago
    - E) Aumentar a glicose no sangue
35. Que vitamina é importante para a visão e para a função imunitária?
    - A) Vitamina B12
    - B) Vitamina C
    - C) Vitamina A
    - D) Vitamina D
    - E) Vitamina E
36. O ferro é essencial para a formação de:
    - A) ADN
    - B) Colagénio
    - C) Hemoglobina
    - D) Glicogénio
    - E) Queratina
37. Que aminoácido é um precursor da síntese de óxido nítrico, uma importante molécula de sinalização?

- A) Glicina
- B) Glutamina
- C) Arginina
- D) Triptofano
- E) Serina

38. Que mineral é um componente da hemoglobina e é crucial para o transporte de oxigénio?
    - A) Cálcio
    - B) Ferro
    - C) Magnésio
    - D) Sódio
    - E) Potássio
39. A principal forma de armazenamento de gordura no corpo é:
    - A) Fosfolípidos
    - B) Ácidos gordos
    - C) Triglicéridos
    - D) Colesterol
    - E) Glicerol
40. Qual destas hormonas aumenta os níveis de glucose no sangue?
    - A) Insulina
    - B) Glucagon
    - C) Tiroxina
    - D) Calcitonina
    - E) Oxitocina
41. Qual dos seguintes é um aminoácido não essencial?
    - A) Lisina
    - B) Leucina
    - C) Glicina
    - D) Triptofano
    - E) Histidina
42. A vitamina B12 é encontrada principalmente em:
    - A) Alimentos de origem vegetal
    - B) Alimentos de origem animal
    - C) Frutos
    - D) Grãos
    - E) Leguminosas
43. A molécula que serve como principal transportador de energia dentro das células é:
    - A) ADP
    - B) AMP
    - C) ATP
    - D) ADN
    - E) ARN
44. O termo "ácidos gordos essenciais" refere-se aos ácidos gordos que:
    - A) Pode ser sintetizada pelo organismo
    - B) São necessários para o funcionamento do cérebro

- C) Deve ser obtido a partir do regime alimentar
- D) São armazenados no tecido adiposo
- E) São utilizados exclusivamente para fins energéticos

45. Que componente é essencial para a síntese da hemoglobina?
    - A) Magnésio
    - B) Ferro
    - C) Zinco
    - D) Cobre
    - E) Selénio
46. O processo pelo qual a glicose é sintetizada a partir de fontes não hidratos de carbono é designado por:
    - A) Glicólise
    - B) Gluconeogénese
    - C) Glicogénese
    - D) Lipogénese
    - E) Beta-oxidação
47. Os ácidos gordos ómega 6 encontram-se habitualmente em:
    - A) Produtos lácteos
    - B) Óleos de peixe
    - C) Óleos vegetais
    - D) Carne vermelha
    - E) Frutos
48. Qual das seguintes é uma vitamina lipossolúvel?
    - A) Vitamina B6
    - B) Vitamina C
    - C) Vitamina E
    - D) Vitamina B12
    - E) Vitamina B3
49. A principal função da riboflavina (Vitamina B2) no organismo é:
    - A) Promover a saúde da visão
    - B) Ajuda na cicatrização de feridas
    - C) Actua como uma coenzima no metabolismo energético
    - D) Reforçar os ossos
    - E) Apoiar a função imunitária
50. Que mineral é um componente essencial das hormonas da tiroide?
    - A) Cálcio
    - B) Iodo
    - C) Magnésio
    - D) Fósforo
    - E) Ferro

Chave de resposta

1. C) ATP
2. C) Actuam como catalisadores
3. E) Niacina
4. C) Piruvato
5. C) Proteínas
6. C) Iodo
7. D) Ligações peptídicas
8. C) Oxigénio
9. C) Sequência de aminoácidos
10. E) Vitamina K
11. B) Transporte de electrões
12. B) HDL
13. C) Triptofano
14. D) Vitamina A
15. C) ADN
16. B) Transcrição
17. B) LDL
18. D) Vitamina E
19. B) Pepsina
20. C) Glicogénio
21. C) Vitamina C
22. C) Diminuir os níveis de glucose no sangue
23. D) Maltose
24. D) Peixe
25. D) Corpos cetónicos
26. D) Fosfolípidos
27. D) Glicogénese
28. B) Vitamina C
29. C) Deve ser obtido através de dieta
30. A) Um glicerol e três ácidos gordos
31. C) Ácidos gordos
32. B) Ajuda na digestão
33. B) Coenzima A
34. B) Emulsionar as gorduras
35. C) Vitamina A
36. C) Hemoglobina
37. C) Arginina
38. B) Ferro
39. C) Triglicéridos
40. B) Glucagon
41. C) Glicina
42. B) Alimentos de origem animal
43. C) ATP
44. C) Deve ser obtido a partir do regime alimentar

45. B) Ferro
46. B) Gluconeogénese
47. C) Óleos vegetais
48. C) Vitamina E
49. C) Actua como uma coenzima no metabolismo energético
50. B) Iodo

CAPÍTULO 3 / INTEGRAÇÃO DO METABOLISMO

Perguntas de escolha múltipla

1. Qual é o principal órgão que regula os níveis de glucose no sangue?
   - A) Coração
   - B) Fígado
   - C) Rins
   - D) Cérebro
   - E) Músculos
2. Qual das seguintes é a principal fonte de energia durante o jejum?
   - A) Hidratos de carbono
   - B) Proteínas
   - C) Ácidos gordos
   - D) Aminoácidos
   - E) Ácidos nucleicos
3. Durante o exercício prolongado, qual é a via que fornece energia aos músculos?
   - A) Glicólise
   - B) Gluconeogénese
   - C) Síntese de ácidos gordos
   - D) Ciclo da ureia
   - E) Via das pentoses fosfato
4. O ciclo de Cori envolve a transferência de lactato de:
   - A) Do cérebro para o fígado
   - B) Músculos para o fígado
   - C) Do fígado para os rins
   - D) Do coração para o cérebro
   - E) Dos pulmões para o coração
5. Que hormona é a principal responsável pela promoção da degradação do glicogénio?
   - A) Insulina
   - B) Glucagon
   - C) Cortisol
   - D) Hormona do crescimento
   - E) Epinefrina
6. Qual é a principal função dos corpos cetónicos durante o jejum?
   - A) Síntese de proteínas
   - B) Armazenamento de energia
   - C) Fornecimento de energia ao cérebro
   - D) Síntese de gorduras
   - E) Defesa imunitária
7. O principal substrato para a gluconeogénese durante a fome é:
   - A) Glucose
   - B) Lactato

- C) Aminoácidos
- D) Ácidos gordos
- E) Corpos cetónicos

8. Que via metabólica fornece poder redutor para a biossíntese?
   - A) Glicólise
   - B) Ciclo do ácido cítrico
   - C) Beta-oxidação
   - D) Via das pentoses fosfato
   - E) Gluconeogénese
9. Que tecido utiliza principalmente ácidos gordos como combustível durante a fome?
   - A) Cérebro
   - B) Fígado
   - C) Glóbulos vermelhos
   - D) Músculo esquelético
   - E) Tecido adiposo
10. Qual é a enzima que catalisa a etapa limitadora da taxa de glicólise?
   - A) Hexocinase
   - B) Glucocinase
   - C) Fosfofrutoquinase
   - D) Aldolase
   - E) Piruvato quinase
11. Durante o estado de alimentação, qual é a hormona predominantemente ativa?
   - A) Cortisol
   - B) Glucagon
   - C) Insulina
   - D) Epinefrina
   - E) Hormona tiroideia
12. Qual é a via responsável pela formação de glicose a partir de fontes não hidratos de carbono?
   - A) Glicólise
   - B) Beta-oxidação
   - C) Gluconeogénese
   - D) Via das pentoses fosfato
   - E) Glicogenólise
13. Em que órgão ocorre principalmente a gluconeogénese?
   - A) Coração
   - B) Músculo
   - C) Rim
   - D) Fígado
   - E) Cérebro
14. Qual é a principal função do ciclo da ureia?
   - A) Produção de energia
   - B) Síntese proteica
   - C) Excreção de azoto

- D) Metabolismo das gorduras
- E) Regulação da pressão arterial

15. Qual é o ciclo que envolve a troca de alanina entre o músculo e o fígado?
    - A) Ciclo do Cori
    - B) Ciclo da ureia
    - C) Ciclo da alanina
    - D) Glicólise
    - E) Ciclo do TCA
16. Qual dos seguintes é um local primário para a cetogénese?
    - A) Cérebro
    - B) Fígado
    - C) Músculo
    - D) Rim
    - E) Pâncreas
17. O principal objetivo da glicogenólise é:
    - A) Converter a glicose em glicogénio
    - B) Quebrar o glicogénio para libertar glicose
    - C) Produzir aminoácidos
    - D) Armazenar energia sob a forma de gordura
    - E) Gerar corpos cetónicos
18. Que enzima é fundamental na conversão do piruvato em acetil-CoA?
    - A) Hexocinase
    - B) Piruvato desidrogenase
    - C) Glucocinase
    - D) Piruvato carboxilase
    - E) Lactato desidrogenase
19. A principal fonte de energia dos glóbulos vermelhos é:
    - A) Ácidos gordos
    - B) Glucose
    - C) Corpos cetónicos
    - D) Aminoácidos
    - E) Glicogénio
20. Que via é regulada positivamente em resposta a uma dieta rica em gordura?
    - A) Glicólise
    - B) Oxidação de ácidos gordos
    - C) Glicogénese
    - D) Via das pentoses fosfato
    - E) Gluconeogénese
21. Que hormona estimula a lipólise no tecido adiposo?
    - A) Insulina
    - B) Glucagon
    - C) Cortisol
    - D) Epinefrina
    - E) Hormona tiroideia
22. Que processo gera glicose durante o jejum?

- A) Glicólise
- B) Lipólise
- C) Gluconeogénese
- D) Glicogénese
- E) Síntese de ácidos gordos

23. Que molécula actua como precursor dos corpos cetónicos?
    - A) Lactato
    - B) Glucose
    - C) Acetil-CoA
    - D) Glicerol
    - E) Frutose
24. Que órgão depende dos corpos cetónicos como principal fonte de energia durante a inanição?
    - A) Fígado
    - B) Rins
    - C) Cérebro
    - D) Músculos
    - E) Coração
25. Qual é a via metabólica que envolve reacções catabólicas e anabólicas?
    - A) Ciclo do ácido cítrico
    - B) Glicólise
    - C) Oxidação de ácidos gordos
    - D) Beta-oxidação
    - E) Ciclo da ureia
26. A principal função do ciclo do ácido cítrico é:
    - A) Sintetizar a glucose
    - B) Gerar ATP
    - C) Converter o lactato em glucose
    - D) decompor os corpos cetónicos
    - E) Armazenar glicogénio
27. Que via é activada pela insulina?
    - A) Glicólise
    - B) Gluconeogénese
    - C) Glicogenólise
    - D) Lipólise
    - E) Cetogénese
28. A principal forma de armazenamento de energia no corpo é:
    - A) Glucose
    - B) Glicogénio
    - C) Aminoácidos
    - D) Ácidos gordos
    - E) Triglicéridos
29. Qual das seguintes substâncias produz lactato em condições anaeróbias?
    - A) Cérebro
    - B) Músculos
    - C) Fígado

- D) Rins
- E) Tecido adiposo

30. Qual das seguintes substâncias NÃO é um regulador-chave do metabolismo?
    - A) Enzimas
    - B) Hormonas
    - C) Temperatura
    - D) Disponibilidade de nutrientes
    - E) Neurónios
31. O glucagon tem como alvo principal que tecido para aumentar os níveis de glucose no sangue?
    - A) Cérebro
    - B) Músculo
    - C) Tecido adiposo
    - D) Fígado
    - E) Pâncreas
32. Que processo gera principalmente calor em vez de ATP?
    - A) Oxidação dos ácidos gordos
    - B) Glicólise
    - C) Gluconeogénese
    - D) Termogénese
    - E) Ciclo da ureia
33. Em que órgão ocorre principalmente a beta-oxidação?
    - A) Fígado
    - B) Cérebro
    - C) Músculo
    - D) Tecido adiposo
    - E) Rins
34. Que via fornece precursores para a síntese de ácidos gordos?
    - A) Ciclo do ácido cítrico
    - B) Beta-oxidação
    - C) Glicólise
    - D) Ciclo da ureia
    - E) Gluconeogénese
35. Que molécula é um produto da oxidação dos ácidos gordos?
    - A) Glucose
    - B) Lactato
    - C) Glicerol
    - D) Acetil-CoA
    - E) Frutose
36. Qual é a principal fonte de energia do músculo cardíaco em repouso?
    - A) Glucose
    - B) Ácidos gordos
    - C) Aminoácidos
    - D) Glicogénio
    - E) Corpos cetónicos

37. O principal local do metabolismo da frutose no organismo é:
    - A) Fígado
    - B) Cérebro
    - C) Músculo
    - D) Tecido adiposo
    - E) Rins
38. Que hormona inibe a absorção de glicose na maioria dos tecidos, exceto no cérebro?
    - A) Insulina
    - B) Glucagon
    - C) Epinefrina
    - D) Hormona do crescimento
    - E) Hormona tiroideia
39. Que órgão é capaz de realizar todos os principais processos metabólicos?
    - A) Cérebro
    - B) Fígado
    - C) Músculo
    - D) Rins
    - E) Tecido adiposo
40. Que processo produz indiretamente glucose a partir de ácidos gordos nos mamíferos?
    - A) Glicólise
    - B) Gluconeogénese
    - C) Glicogénese
    - D) Cetogénese
    - E) Beta-oxidação
41. Qual é a principal fonte de energia para os músculos durante o exercício de alta intensidade?
    - A) Ácidos gordos
    - B) Glucose
    - C) Corpos cetónicos
    - D) Aminoácidos
    - E) Triglicéridos
42. O combustível preferido do cérebro em condições normais é:
    - A) Ácidos gordos
    - B) Glucose
    - C) Corpos cetónicos
    - D) Aminoácidos
    - E) Lactato
43. Qual é a hormona que se eleva durante o jejum prolongado?
    - A) Insulina
    - B) Glucagon
    - C) Cortisol
    - D) Hormona tiroideia
    - E) Hormona do crescimento
44. Qual é o principal efeito da insulina nas células musculares?

- A) Estimula a gluconeogénese
- B) Promove a lipólise
- C) Aumenta a captação de glucose
- D) Reduz a síntese proteica
- E) Aumenta a cetogénese

45. Que ciclo ajuda a converter o lactato em glucose?
    - A) Ciclo do Cori
    - B) Ciclo da ureia
    - C) Glicólise
    - D) Ciclo do TCA
    - E) Ciclo da alanina
46. Que via é utilizada pelo tecido adiposo para armazenar energia?
    - A) Glicólise
    - B) Lipogénese
    - C) Gluconeogénese
    - D) Cetogénese
    - E) Glicogénese
47. Que órgão desempenha um papel central na manutenção do equilíbrio ácido-base?
    - A) Cérebro
    - B) Fígado
    - C) Rins
    - D) Pâncreas
    - E) Músculos
48. Qual é o processo metabólico que é principalmente regulado em resposta a níveis elevados de ADP?
    - A) Glicólise
    - B) Síntese de ácidos gordos
    - C) Cetogénese
    - D) Ciclo da ureia
    - E) Gluconeogénese
49. Qual é o intermediário metabólico que liga o metabolismo dos hidratos de carbono, das gorduras e das proteínas?
    - A) Citrato
    - B) Acetil-CoA
    - C) Oxaloacetato
    - D) Glucose-6-fosfato
    - E) Piruvato
50. Em resposta ao baixo nível de glicose no sangue, o fígado gera glicose principalmente por
    - A) Glicogenólise
    - B) Lipólise
    - C) Cetogénese
    - D) Oxidação de ácidos gordos
    - E) Síntese proteica

Chave de resposta

1. B) Fígado
2. C) Ácidos gordos
3. A) Glicólise
4. B) Músculos para o fígado
5. B) Glucagon
6. C) Fornecimento de energia ao cérebro
7. C) Aminoácidos
8. D) Via das pentoses fosfato
9. D) Músculo esquelético
10. C) Fosfofrutoquinase
11. C) Insulina
12. C) Gluconeogénese
13. D) Fígado
14. C) Excreção de azoto
15. C) Ciclo da alanina
16. B) Fígado
17. B) Quebrar o glicogénio para libertar glicose
18. B) Piruvato desidrogenase
19. B) Glucose
20. B) Oxidação de ácidos gordos
21. D) Epinefrina
22. C) Gluconeogénese
23. C) Acetil-CoA
24. C) Cérebro
25. A) Ciclo do ácido cítrico
26. B) Gerar ATP
27. A) Glicólise
28. E) Triglicéridos
29. B) Músculos
30. E) Neurónios
31. D) Fígado
32. D) Termogénese
33. A) Fígado
34. A) Ciclo do ácido cítrico
35. D) Acetil-CoA
36. B) Ácidos gordos
37. A) Fígado
38. C) Epinefrina
39. B) Fígado
40. B) Gluconeogénese
41. B) Glucose
42. B) Glucose
43. B) Glucagon
44. C) Aumenta a captação de glucose

45. A) Ciclo do Cori
46. B) Lipogénese
47. C) Rins
48. A) Glicólise
49. B) Acetil-CoA
50. A) Glicogenólise

CAPÍTULO-4 / GRAVIDEZ E ALEITAMENTO

Perguntas de escolha múltipla

1. Que hormona é a principal responsável pela manutenção da gravidez?
    - A) Estrogénio
    - B) Progesterona
    - C) Oxitocina
    - D) Prolactina
    - E) Testosterona
2. Que nutriente é crucial para prevenir defeitos do tubo neural no feto?
    - A) Ferro
    - B) Vitamina B12
    - C) Cálcio
    - D) Ácido fólico
    - E) Magnésio
3. Qual é o aumento calórico diário recomendado para uma mulher grávida no segundo trimestre?
    - A) 100 kcal
    - B) 200 kcal
    - C) 300 kcal
    - D) 500 kcal
    - E) 700 kcal
4. A hormona que estimula a produção de leite nos seios é:
    - A) Estrogénio
    - B) Progesterona
    - C) Oxitocina
    - D) Prolactina
    - E) Lactogénio placentário humano
5. Qual é o trimestre mais crítico para o desenvolvimento dos órgãos do feto?
    - A) Primeiro trimestre
    - B) Segundo trimestre
    - C) Terceiro trimestre
    - D) Período pós-parto
    - E) Toda a gravidez
6. Qual é o aumento de peso médio recomendado para uma mulher com um IMC normal durante a gravidez?
    - A) 5-10 kg
    - B) 11-16 kg
    - C) 17-22 kg
    - D) 23-28 kg
    - E) 29-34 kg
7. Que mineral é vital para prevenir a anemia durante a gravidez?
    - A) Magnésio
    - B) Zinco

- C) Ferro
- D) Sódio
- E) Potássio

8. O reflexo de descaimento na amamentação é desencadeado por:
    - A) Prolactina
    - B) Oxitocina
    - C) Estrogénio
    - D) Progesterona
    - E) Insulina
9. Qual é a necessidade de nutrientes mais elevada durante o terceiro trimestre de gravidez?
    - A) Hidratos de carbono
    - B) Gorduras
    - C) Proteína
    - D) Cálcio
    - E) Fibra
10. A pica durante a gravidez é caracterizada por:
    - A) Aversão aos alimentos
    - B) Desejo de objectos não alimentares
    - C) Sede excessiva
    - D) Vómitos frequentes
    - E) Tensão arterial elevada
11. Que deficiência vitamínica está mais associada a uma saúde óssea deficiente tanto na mãe como no feto?
    - A) Vitamina B6
    - B) Vitamina C
    - C) Vitamina D
    - D) Vitamina K
    - E) Vitamina E
12. A hormona responsável pelas contracções uterinas durante o trabalho de parto é a hormona:
    - A) Estrogénio
    - B) Progesterona
    - C) Oxitocina
    - D) Prolactina
    - E) Relaxina
13. Qual é a principal fonte de energia do leite materno?
    - A) Proteína
    - B) Hidratos de carbono
    - C) Gordura
    - D) Minerais
    - E) Vitaminas
14. O colostro, o primeiro leite produzido após o nascimento, é rico em:
    - A) Gorduras
    - B) Anticorpos
    - C) Açúcares

- D) Hidratos de carbono
- E) Ferro
-

15. Que doença é caracterizada por tensão arterial elevada durante a gravidez?
    - A) Anemia
    - B) Diabetes gestacional
    - C) Hiperémese gravídica
    - D) Pré-eclâmpsia
    - E) Eclampsia
16. A ingestão adicional recomendada de proteínas durante a gravidez é de aproximadamente:
    - A) 5 g/dia
    - B) 10 g/dia
    - C) 15 g/dia
    - D) 25 g/dia
    - E) 35 g/dia
17. Que vitamina é crucial para a coagulação do sangue e para reduzir a hemorragia pós-parto?
    - A) Vitamina A
    - B) Vitamina B12
    - C) Vitamina K
    - D) Vitamina D
    - E) Vitamina C
18. A amenorreia lactacional refere-se a:
    - A) Aumento da lactação
    - B) Redução da produção de leite
    - C) Ausência de menstruação durante a amamentação
    - D) Amamentação dolorosa
    - E) Baixo teor de gordura do leite
19. Qual dos seguintes medicamentos NÃO é normalmente recomendado para mulheres grávidas?
    - A) Suplementos de ácido fólico
    - B) Suplementos de ferro
    - C) Consumo de álcool
    - D) Vitaminas pré-natais
    - E) Ingestão de cálcio
20. O melhor padrão de alimentação para um recém-nascido é:
    - A) A cada 1-2 horas
    - B) A cada 2-3 horas
    - C) A cada 4-5 horas
    - D) Uma vez por dia
    - E) Apenas à noite, conforme necessário
21. Durante a gravidez, o iodo é essencial para:
    - A) Desenvolvimento ósseo
    - B) Desenvolvimento do cérebro
    - C) Crescimento muscular

- D) Metabolismo do ferro
- E) Coagulação do sangue

22. Que hormona ajuda a relaxar o útero e a prevenir as contracções durante o início da gravidez?
    - A) Estrogénio
    - B) Progesterona
    - C) Oxitocina
    - D) Prolactina
    - E) Relaxina
23. A condição em que uma mulher grávida tem níveis elevados de açúcar no sangue é conhecida como:
    - A) Hipertensão
    - B) Pré-eclâmpsia
    - C) Hiperglicemia
    - D) Diabetes gestacional
    - E) Eclampsia
24. O leite materno é rico em:
    - A) Vitamina D
    - B) Vitamina C
    - C) Vitamina B12
    - D) Anticorpos
    - E) Ferro
25. Qual é o mineral cuja carência pode provocar cãibras nas pernas das mulheres grávidas?
    - A) Cálcio
    - B) Sódio
    - C) Magnésio
    - D) Potássio
    - E) Fósforo
26. Durante a lactação, o aumento da ingestão de líquidos é importante para:
    - A) Aumentar o teor de gordura do leite
    - B) Melhorar o fluxo de leite
    - C) Diminuir a produção de leite
    - D) Diminuir o teor de gordura do leite
    - E) Aumentar as proteínas do leite
27. Um aumento excessivo de peso durante a gravidez pode provocar:
    - A) Diabetes gestacional
    - B) Pré-eclâmpsia
    - C) Nascimento prematuro
    - D) Todas as anteriores
    - E) Nenhuma das anteriores
28. O aleitamento materno oferece proteção contra:
    - A) Infecções
    - B) Obesidade infantil
    - C) Diabetes
    - D) Doenças respiratórias

- E) Todas as anteriores

29. Que nutriente é essencial para o desenvolvimento do sistema nervoso do feto?
    - A) Cálcio
    - B) Ferro
    - C) Ácido fólico
    - D) Vitamina K
    - E) Sódio
30. O processo de ejeção do leite da mama é designado por:
    - A) O leite desce
    - B) Produção de leite
    - C) Síntese do leite
    - D) Repartição do leite
    - E) Ingestão de leite
31. A hormona que relaxa os ligamentos pélvicos durante a gravidez é a hormona da gravidez:
    - A) Estrogénio
    - B) Progesterona
    - C) Oxitocina
    - D) Prolactina
    - E) Relaxina
32. A tensão arterial elevada durante a gravidez está normalmente associada a uma deficiência de:
    - A) Vitamina B6
    - B) Cálcio
    - C) Ferro
    - D) Sódio
    - E) Magnésio
33. O principal hidrato de carbono do leite materno é:
    - A) Frutose
    - B) Lactose
    - C) Glucose
    - D) Sacarose
    - E) Galactose
34. A hormona que provoca a ejeção do leite durante a amamentação é:
    - A) Estrogénio
    - B) Progesterona
    - C) Oxitocina
    - D) Prolactina
    - E) Testosterona
35. Foi demonstrado que a amamentação reduz o risco de:
    - A) Alergias
    - B) Obesidade
    - C) Infecções
    - D) SIDS (Síndrome de Morte Súbita do Lactente)
    - E) Todas as anteriores

36. Qual das seguintes opções é um sinal comum de gravidez no primeiro trimestre?

- A) Aumento do apetite
- B) Enjoos matinais
- C) Diminuição do nível de energia
- D) Diminuição da tensão arterial
- E) Crescimento do cabelo

37. Qual é o principal objetivo da placenta durante a gravidez?

- A) Produzir estrogénio
- B) Fornecer oxigénio e nutrientes ao feto
- C) Produzir leite para amamentar
- D) Para apoiar o útero
- E) Para manter o corpo lúteo

38. Uma mulher grávida é aconselhada a evitar qual dos seguintes alimentos para prevenir a exposição à listeria?

- A) Queijos de pasta mole
- B) Pão de trigo integral
- C) Fruta fresca
- D) Nozes cruas
- E) Vegetais de folha verde

39. O período que vai do nascimento até cerca de seis semanas após o parto é designado por:

- A) Período gestacional
- B) Período pós-parto
- C) Período de lactação
- D) Período neonatal
- E) Período perinatal

40. A hormona responsável pelo desenvolvimento das glândulas mamárias durante a gravidez é a:

- A) Estrogénio
- B) Progesterona
- C) Prolactina
- D) Oxitocina
- E) Lactogénio placentário humano

41. Qual é a principal função da prolactina durante a lactação?

- A) Ejeção do leite
- B) Produção de leite
- C) Contração uterina
- D) Síntese da lactose
- E) Armazenamento do leite

42. Uma mulher que esteja a amamentar exclusivamente deve evitar qual das seguintes substâncias?

- A) Cafeína
- B) Água
- C) Leite
- D) Frutos
- E) Cereais integrais

43. A hormona que facilita o início do trabalho de parto é:

- A) Estrogénio
- B) Progesterona
- C) Oxitocina
- D) Relaxina
- E) Prolactina

44. Qual das seguintes é uma complicação potencial da ingestão inadequada de iodo durante a gravidez?

- A) Baixo peso à nascença
- B) Deficiências cognitivas no feto
- C) Diabetes gestacional
- D) Tensão arterial elevada
- E) Pré-eclampsia

45. A quantidade de ácido fólico recomendada para uma mulher grávida durante o primeiro trimestre é:

- A) 100 mcg
- B) 400 mcg
- C) 800 mcg
- D) 1200 mcg
- E) 1600 mcg

46. O processo de amamentação e a libertação de leite são conhecidos como:

- A) Lactogénese
- B) Lactação
- C) Colostro

- D) Reflexo de ejeção do leite
- E) Síntese do leite

47. Qual dos seguintes é um benefício do aleitamento materno exclusivo para os bebés?

- A) Redução do risco de infecções gastrointestinais
- B) Maior proteção do sistema imunitário
- C) Melhor desenvolvimento cognitivo
- D) Todas as anteriores
- E) Nenhuma das anteriores

48. Que tipo de exercício é recomendado para mulheres grávidas para manter a saúde física?

- A) Treino intervalado de alta intensidade
- B) Treino de força com pesos pesados
- C) Exercício aeróbico de intensidade moderada
- D) Desportos de contacto
- E) Corrida de alto impacto

49. A mulher é aconselhada a evitar qual das seguintes situações para reduzir o risco de aborto?

- A) Exercício
- B) Alimentos ricos em vitamina C
- C) Consumo de álcool
- D) Vitaminas pré-natais
- E) Consumo de proteínas

50. Qual dos seguintes é um componente essencial dos cuidados pré-natais durante a gravidez?

- A) O jejum
- B) Exercício regular
- C) Controlo da tensão arterial
- D) Dieta pobre em proteínas
- E) Perda de peso

Chave de resposta

1. B) Progesterona
2. D) Ácido fólico
3. C) 300 kcal
4. D) Prolactina
5. A) Primeiro trimestre
6. B) 11-16 kg
7. C) Ferro
8. B) Oxitocina
9. C) Proteína
10. B) Desejo de objectos não alimentares
11. C) Vitamina D
12. C) Oxitocina
13. C) Gordura
14. B) Anticorpos
15. D) Pré-eclampsia
16. D) 25 g/dia
17. C) Vitamina K
18. C) Ausência de menstruação durante a amamentação
19. C) Consumo de álcool
20. B) A cada 2-3 horas
21. B) Desenvolvimento do cérebro
22. B) Progesterona
23. D) Diabetes gestacional
24. D) Anticorpos
25. C) Magnésio
26. B) Melhorar o fluxo de leite
27. D) Todas as anteriores
28. E) Todas as anteriores
29. C) Ácido fólico
30. A) O leite desce
31. E) Relaxina
32. B) Cálcio
33. B) Lactose
34. C) Oxitocina
35. E) Todas as anteriores
36. B) Enjoos matinais
37. B) Fornecer oxigénio e nutrientes ao feto
38. A) Queijos de pasta mole
39. B) Período pós-parto
40. B) Progesterona
41. B) Produção de leite
42. A) Cafeína
43. C) Oxitocina
44. B) Deficiências cognitivas no feto

45. B) 400 mcg
46. B) Lactação
47. D) Todas as anteriores
48. C) Exercício aeróbico de intensidade moderada
49. C) Consumo de álcool
50. C) Controlo da tensão arterial

CAPÍTULO 5 / CRESCIMENTO E ENVELHECIMENTO

Perguntas de escolha múltipla

1. **Qual dos seguintes factores é fundamental para o crescimento humano?**
   a) Genética
   b) Ambiente
   c) Nutrição
   d) Todas as anteriores
   e) Nenhuma das anteriores
2. **O processo de envelhecimento envolve principalmente qual das seguintes situações?**
   a) Aumento da renovação das células do corpo
   b) Acumulação de danos celulares
   c) Metabolismo mais rápido
   d) Aumento da secreção da hormona do crescimento
   e) Reforço da resposta imunitária
3. **Em que idade ocorre normalmente o pico de massa óssea?**
   a) 15-20 anos
   b) 20-30 anos
   c) 30-40 anos
   d) 40-50 anos
   e) 50-60 anos
4. **Qual é a principal hormona responsável pela regulação do crescimento durante a infância?**
   a) Hormona tiroideia
   b) Hormona do crescimento
   c) Insulina
   d) Estrogénio
   e) Cortisol
5. **Qual das seguintes é uma caraterística do envelhecimento a nível celular?**
   a) Aumento da atividade da telomerase
   b) Diminuição do stress oxidativo
   c) Redução dos mecanismos de reparação do ADN
   d) Divisão celular mais rápida
   e) Aumento da regeneração das células estaminais
6. **O processo de senescência refere-se a:**
   a) Rápida divisão celular
   b) Cessação da divisão celular
   c) Aumento da taxa metabólica
   d) Melhoria da função imunitária
   e) Reparação dos tecidos

7. **Qual é o órgão cuja função diminui significativamente durante o envelhecimento, levando a um metabolismo mais lento?**
   a) Coração
   b) Fígado
   c) Cérebro
   d) Rins
   e) Pele
8. **Qual dos seguintes sinais NÃO é um sinal físico de envelhecimento?**
   a) Rugas da pele
   b) Diminuição da densidade óssea
   c) Aumento da massa muscular
   d) Redução da capacidade pulmonar
   e) Cabelos brancos
9. **Qual é o papel do colagénio no processo de envelhecimento?**
   a) Ajuda na regeneração muscular
   b) Fornece suporte estrutural à pele e às articulações
   c) Aumenta o metabolismo
   d) Ajuda no funcionamento do cérebro
   e) Estimula a secreção da hormona do crescimento
10. **Que nutriente desempenha um papel vital na redução dos efeitos do envelhecimento na pele?**
    a) Vitamina A
    b) Vitamina B12
    c) Vitamina D d
) Vitamina C
    e) Vitamina E
11. **De que forma é que o sistema imunitário se altera com a idade?**
    a) Maior sensibilidade às infecções
    b) Maior produção de glóbulos brancos
    c) Maior produção de anticorpos
    d) Redução da resposta imunitária
    e) Diminuição da inflamação
12. **Qual dos seguintes é um fator de risco para a perda muscular relacionada com a idade (sarcopenia)?**
    a) Atividade física excessiva
    b) Aumento da ingestão de proteínas
    c) Baixos níveis de atividade física
    d) Dieta rica em hidratos de carbono
    e) Níveis elevados de antioxidantes
13. **Qual das seguintes afirmações é verdadeira sobre os telómeros e o envelhecimento?**
    a) Os telómeros encurtam com a idade
    b) Os telómeros alongam-se com a idade
    c) Os telómeros não têm qualquer relação com o envelhecimento
    d) Os telómeros regeneram-se ao longo da vida
    e) Os telómeros são mais longos nos adultos mais velhos

14. **Qual é o impacto dos radicais livres no envelhecimento?**
    a) Promovem uma divisão celular saudável
    b) Aumentam os processos de reparação celular
    c) Provocam danos oxidativos nas células
    d) Melhoram a função mitocondrial
    e) Evitam as mutações do ADN
15. **Que tipo de exercício é mais benéfico para manter a massa muscular nos idosos?**
    a) Exercícios aeróbicos
    b) Treino de resistência
    c) Ioga
    d) Pilates
    e) Exercícios de alongamento
16. **O envelhecimento está principalmente ligado a um declínio em que sistema?**
    a) Sistema respiratório
    b) Sistema nervoso
    c) Sistema músculo-esquelético
    d) Sistema circulatório
    e) Sistema digestivo
17. **Qual é a principal causa da osteoporose nos idosos?**
    a) Ingestão excessiva de cálcio
    b) Diminuição da densidade óssea
    c) Níveis elevados de vitamina D
    d) Aumento da formação óssea
    e) Diminuição do peso corporal
18. **Qual das seguintes hormonas diminui significativamente nas mulheres durante a menopausa?**
    a) Progesterona
    b) Testosterona
    c) Estrogénio
    d) Insulina
    e) Cortisol
19. **Qual das seguintes opções melhor descreve o termo "envelhecimento do cabelo"?**
    a) Perda de folículos pilosos
    b) Diminuição da produção de melanina nos folículos pilosos
    c) Aumento da atividade dos folículos pilosos
    d) Aumento da síntese de proteínas nas células pilosas
    e) Glândulas sebáceas hiperactivas
20. **A acumulação de placas amilóides está associada a que doença em adultos mais velhos?**
    a) Doença de Parkinson
    b) Doença de Alzheimer
    c) Doença cardíaca

d) Osteoartrite
e) Diabetes

21. **Qual das seguintes é a principal causa das rugas à medida que envelhecemos?**
a) Produção reduzida de colagénio
b) Aumento da gordura na pele
c) Glândulas sebáceas hiperactivas
d) Exposição excessiva à radiação UV
e) Aumento da hidratação da pele

22. **Qual dos seguintes factores pode retardar o processo de envelhecimento?**
a) Exercício físico regular
b) Tabagismo
c) Consumo excessivo de álcool
d) Má higiene do sono
e) Stress crónico

23. **O processo de envelhecimento da pele é mais influenciado por qual dos seguintes factores?**
a) Genética
b) Exposição à luz ultravioleta
c) Dieta
d) Poluição atmosférica
e) Padrões de sono

24. **O que acontece ao sistema cardiovascular à medida que envelhecemos?**
a) A pressão arterial diminui significativamente
b) O coração torna-se mais eficiente
c) As artérias tornam-se menos elásticas
d) O fluxo sanguíneo para os órgãos aumenta
e) O ritmo cardíaco diminui de forma permanente

25. **Qual é a relação entre a hormona de crescimento e o envelhecimento?**
a) Os níveis de hormona de crescimento aumentam com a idade
b) Os níveis de hormona de crescimento diminuem com a idade
c) A hormona de crescimento não tem qualquer efeito no envelhecimento
d) Os níveis de hormona de crescimento flutuam de forma imprevisível
e) A hormona de crescimento diminui apenas durante a infância

26. **Qual das seguintes situações é mais provável de resultar de alterações do sistema nervoso relacionadas com a idade?**
a) Diminuição do tempo de reação
b) Aumento da função cognitiva
c) Melhoria da perceção sensorial
d) Aumento da retenção da memória
e) Melhoria da coordenação motora

27. **Qual é a principal consequência das alterações hormonais durante o envelhecimento nas mulheres?**
a) Aumento da fertilidade

b) Perda de peso
c) Perda de massa muscular
d) Desenvolvimento de acne
e) Afrontamentos e secura vaginal

28. **Qual das seguintes opções descreve melhor o processo de envelhecimento dos ossos?**
a) Aumento da densidade óssea
b) Diminuição do conteúdo mineral ósseo
c) Melhoria da regeneração óssea
d) Crescimento rápido de novo tecido ósseo
e) Espessamento do osso na idade avançada

29. **Qual é o papel dos antioxidantes no processo de envelhecimento?**
a) Causam danos celulares
b) Neutralizam os radicais livres
c) Diminuem a resposta imunitária do organismo
d) Aumentam a taxa de divisão celular
e) Promovem as rugas

30. **Que vitamina é crucial para manter a saúde óssea nos idosos?**
a) Vitamina A
b) Vitamina B12
c) Vitamina C
d) Vitamina D
e) Vitamina E

31. **Qual dos seguintes factores contribui de forma significativa para o declínio cognitivo no envelhecimento?**
a) Falta de interação social
b) Diminuição do fluxo sanguíneo para o cérebro
c) Aumento da secreção de hormonas de crescimento
d) Níveis mais elevados de atividade física
e) Níveis mais elevados de antioxidantes

32. **Qual das seguintes é uma alteração normal do sistema digestivo com o envelhecimento?**
a) Aumento da produção de ácido gástrico
b) Digestão mais rápida dos alimentos
c) Diminuição da absorção de nutrientes
d) Melhoria da função hepática
e) Diminuição da absorção de gorduras

33. **A capacidade reduzida de reparar o ADN nas células envelhecidas deve-se a uma diminuição de qual das seguintes caraterísticas?**
a) Níveis de energia celular
b) Função mitocondrial
c) Atividade da telomerase
d) Síntese proteica
e) ADN polimerase

34. **Qual das seguintes é uma alteração visual comum associada ao envelhecimento?**

a) Aumento da produção de lágrimas
b) Desenvolvimento de cataratas
c) Melhoria da visão nocturna
d) Diminuição da sensibilidade à luz
e) Maior dilatação da pupila

35. **Qual é a principal causa da perda de audição nos idosos?**
a) Diminuição da circulação sanguínea nos ouvidos
b) Acumulação de cera nos ouvidos
c) Degeneração das células ciliadas do ouvido interno
d) Aumento das infecções do ouvido
e) Exposição excessiva ao ruído

36. **Qual das seguintes opções é mais suscetível de atrasar o relógio biológico em termos de envelhecimento?**
a) Má alimentação
b) Exercício físico regular
c) Stress
d) Sono inadequado
e) Consumo elevado de açúcar

37. **Qual é a relação entre a massa muscular e o envelhecimento?**
a) A massa muscular aumenta com a idade
b) A massa muscular mantém-se inalterada com a idade
c) A massa muscular diminui com a idade
d) A massa muscular não é afetada pela idade
e) A massa muscular só diminui depois dos 60 anos

38. **Qual é o efeito de uma dieta rica em proteínas no envelhecimento?**
a) Acelera o processo de envelhecimento
b) Não tem qualquer efeito no processo de envelhecimento
c) Promove a perda de
massa
muscular
d) Ajuda a manter a massa muscular
e) Provoca o envelhecimento da pele

39. **Qual dos seguintes órgãos é mais suscetível de apresentar sinais de declínio devido ao envelhecimento?**
a) Coração
b) Rins
c) Cérebro
d) Pulmões
e) Todas as anteriores

40. **O que acontece à elasticidade da pele à medida que uma pessoa envelhece?**
a) A pele torna-se mais elástica
b) A elasticidade da pele mantém-se igual
c) A pele torna-se menos elástica
d) A pele torna-se mais resistente aos danos
e) A pele torna-se mais espessa

41. **Qual é a causa mais comum de problemas de mobilidade nos idosos?**
a) Hipertrofia muscular
b) Fracturas ósseas
c) Degeneração articular
d) Excessiva acumulação de gordura
e) Tiroide hiperactiva
42. **Qual das seguintes opções descreve o processo de envelhecimento do sistema circulatório?**
a) Aumento da flexibilidade dos vasos sanguíneos
b) Diminuição do tamanho do coração
c) Aumento da rigidez arterial
d) Diminuição da pressão arterial
e) Aumento da coagulação sanguínea
43. **Qual dos seguintes é um efeito comum do envelhecimento no sistema cardiovascular?**
a) Diminuição dos níveis de colesterol
b) Aumento da frequência cardíaca
c) Diminuição do tamanho do coração
d) Aumento da elasticidade arterial
e) Diminuição do débito cardíaco
44. **Que doença está mais frequentemente associada ao declínio da função renal nos idosos?**
a) Doença renal crónica
b) Insuficiência renal aguda
c) Cancro do rim
d) Hipertensão
e) Diabetes
45. **A diminuição da função pulmonar com o envelhecimento deve-se principalmente a:**
a) Aumento do volume pulmonar
b) Redução da elasticidade do tecido pulmonar
c) Aumento do diâmetro das vias aéreas
d) Aumento da atividade dos cílios
e) Aumento da eficiência das trocas gasosas
46. **A sensibilidade reduzida às mudanças de temperatura nos adultos mais velhos deve-se principalmente a:**
a) Diminuição da humidade da pele
b) Aumento dos depósitos de gordura sob a pele
c) Redução da circulação sanguínea
d) Aumento da sensibilidade nervosa
e) Alterações na produção de suor
47. **Que tipo de gordura se acumula mais nos idosos, contribuindo para o aumento de peso?**
a) Gordura subcutânea
b) Tecido adiposo castanho
c) Gordura visceral

d) Gordura essencial
e) Nenhuma das anteriores

48. **Qual é o impacto do stress no envelhecimento?**
a) Acelera o envelhecimento
b) Abranda o envelhecimento
c) Não tem qualquer impacto no envelhecimento
d) Aumenta a esperança de vida
e) Afecta apenas a saúde mental

49. **Qual dos seguintes factores contribui de forma mais significativa para o declínio cognitivo dos idosos?**
a) Factores genéticos
b) Falta de atividade física
c) Dieta pobre
d) Falta de envolvimento social
e) Doenças crónicas

50. **Qual dos seguintes é um benefício potencial dos antioxidantes nos adultos mais velhos?**
a) Aumento das doenças relacionadas com a idade
b) Redução do stress oxidativo
c) Diminuição do tempo de vida
d) Aumento do risco de cancro
e) Diminuição da massa muscular

Chave de resposta

1. d) Todas as anteriores
2. b) Acumulação de danos celulares
3. b) 20-30 anos
4. b) Hormona do crescimento
5. c) Redução dos mecanismos de reparação do ADN
6. b) A cessação da divisão celular
7. b) Fígado
8. c) Aumento da massa muscular
9. b) Fornece suporte estrutural à pele e às articulações
10. d) Vitamina C
11. d) Redução da resposta imunitária
12. c) Baixos níveis de atividade física
13. a) Os telómeros encurtam com a idade
14. c) Provocam danos oxidativos nas células
15. b) Treino de resistência
16. b) Sistema nervoso
17. b) Diminuição da densidade óssea
18. c) Estrogénio
19. b) Diminuição da produção de melanina nos folículos pilosos
20. b) Doença de Alzheimer
21. a) Redução da produção de colagénio
22. a) Exercício físico regular
23. b) Exposição à luz ultravioleta
24. c) As artérias tornam-se menos elásticas
25. b) Os níveis de hormona do crescimento diminuem com a idade
26. a) Diminuição do tempo de reação
27. e) Afrontamentos e secura vaginal
28. b) Diminuição do conteúdo mineral ósseo
29. b) Neutralizar os radicais livres
30. d) Vitamina D
31. b) Diminuição do fluxo sanguíneo para o cérebro
32. c) Diminuição da absorção de nutrientes
33. c) Atividade da telomerase
34. b) Desenvolvimento de cataratas
35. c) Degeneração das células ciliadas do ouvido interno
36. b) Exercício físico regular
37. c) A massa muscular diminui com a idade
38. d) Ajuda a manter a massa muscular
39. e) Todas as anteriores
40. c) A pele torna-se menos elástica
41. c) Degenerescência das articulações
42. c) Aumento da rigidez arterial
43. e) Diminuição do débito cardíaco
44. a) Doença renal crónica

45. b) Redução da elasticidade do tecido pulmonar
46. c) Redução da circulação sanguínea
47. c) Gordura visceral
48. a) Acelera o envelhecimento
49. a) Factores genéticos
50. b) Redução do stress oxidativo

CAPÍTULO 6 / NUTRIÇÃO E CÉREBRO

Perguntas de escolha múltipla

1. Qual dos seguintes nutrientes é mais importante para o funcionamento do cérebro?

A) Vitamina A
B) Vitamina C C
) Ácidos gordos ómega 3
D) Cálcio
E) Ferro

2. Qual é o papel principal dos ácidos gordos ómega 3 no cérebro?

A) Melhorar a formação da memória
B) Aumentar a libertação de neurotransmissores
C) Apoiar a integridade estrutural das membranas neuronais
D) Desintoxicar o cérebro
E) Estimular o crescimento do cérebro

3. Qual é a vitamina cuja deficiência está normalmente associada ao declínio cognitivo?

A) Vitamina D
B) Vitamina C
C) Vitamina B12
D) Vitamina A
E) Vitamina K

4. A barreira hemato-encefálica protege principalmente o cérebro de qual dos seguintes factores?

A) Excesso de vitaminas
B) Agentes patogénicos e toxinas
C) Excesso de glicose
D) Neurotransmissores
E) Depleção de oxigénio

5. Que nutriente está envolvido na síntese de neurotransmissores como a serotonina?

A) Zinco
B) Vitamina C
C) Folato

D) Magnésio
E) Vitamina B6

6. Qual das seguintes é uma caraterística do efeito de uma dieta rica em proteínas no cérebro?

A) Aumento do estado de alerta e da concentração
B) Melhoria dos padrões de sono
C) Redução da ansiedade
D) Melhoria da retenção da memória
E) Aumento do encolhimento do cérebro

7. Que mineral é essencial para o funcionamento correto dos neurotransmissores e da sinalização neural?

A) Zinco
B) Ferro
C) Potássio
D) Sódio
E) Cálcio

8. Que efeito tem a ingestão crónica de açúcar no cérebro?

A) Melhora a aprendizagem e a memória
B) Melhora a plasticidade sináptica
C) Aumenta o risco de doenças neurodegenerativas
D) Reforça a barreira hemato-encefálica
E) Melhora a regulação do humor

9. Qual dos seguintes alimentos é considerado uma fonte de antioxidantes que pode proteger o cérebro do stress oxidativo?

A) Carne vermelha
B) Vegetais de folha verde
C) Snacks transformados
D) Cereais refinados
E) Refrigerantes

10. Qual é o papel do aminoácido triptofano no funcionamento do cérebro?

A) Contribui para a produção de dopamina.
B) Contribui para a síntese da serotonina.
C) Participa na síntese da acetilcolina.
D) Aumenta a conetividade neuronal.
E) Actua como um neurotransmissor por si só

11. Que deficiência vitamínica está associada a problemas de memória e a perturbações neurológicas?

A) Vitamina C
B) Vitamina B12
C) Vitamina E
D) Vitamina A
E) Vitamina K

12. Que nutriente é o principal responsável pela manutenção da integridade estrutural das membranas celulares do cérebro?

A) Proteínas
B) Ácidos gordos ómega 3
C) Hidratos de carbono
D) Magnésio
E) Vitamina D

13. Qual é o efeito da cafeína no cérebro?

A) Aumenta a produção de serotonina
B) Inibe os receptores de dopamina
C) Aumenta o estado de alerta e reduz a fadiga
D) Diminui o ritmo cardíaco
E) Reduz a plasticidade sináptica

14. Qual das seguintes substâncias desempenha um papel importante na formação das bainhas de mielina no cérebro?

A) Vitamina E
B) Ácidos gordos ómega 3
C) Ferro
D) Vitaminas B
E) Fosfolípidos

15. Que deficiência mineral está associada a uma função cognitiva deficiente e a uma fraca capacidade de aprendizagem?

A) Magnésio
B) Ferro
C) Cálcio
D) Zinco
E) Cobre

16. Que papel desempenha o folato na saúde do cérebro?

A) Aumenta o fluxo sanguíneo para o cérebro
B) Apoia o desenvolvimento do tubo neural nos embriões
C) Reduz a inflamação no cérebro
D) Ajuda na regeneração dos neurónios
E) Melhora a atividade sináptica

17. O neurotransmissor dopamina é sintetizado principalmente a partir de que aminoácido?

A) Glutamina
B) Tirosina
C) Aspartato
D) Serina
E) Valina

18. Que efeito tem no cérebro uma dieta rica em frutas e legumes?

A) Aumenta o crescimento neuronal
B) Reduz o risco de doença de Alzheimer
C) Melhora a capacidade cognitiva através dos antioxidantes
D) Provoca desequilíbrios nos neurotransmissores
E) Prejudica a memória

19. Que vitamina lipossolúvel é conhecida por proteger o cérebro dos danos oxidativos?

A) Vitamina A
B) Vitamina K
C) Vitamina E
D) Vitamina D
E) Vitamina C

20. Uma deficiência em qual dos seguintes nutrientes pode levar ao desenvolvimento de depressão?

A) Vitamina C
B) Vitamina B6
C) Vitamina D
D) Vitamina E
E) Folato

21. Qual das seguintes dietas está associada à redução do envelhecimento cerebral e à melhoria da função cognitiva?

A) Dieta rica em proteínas
B) Dieta mediterrânica

C) Dieta rica em gorduras
D) Dieta pobre em hidratos de carbono
E) Dieta vegana

22. Qual é a principal função dos antioxidantes no cérebro?

A) Inibir a degradação dos neurotransmissores
B) Proteger contra o stress oxidativo e os danos causados pelos radicais livres
C) Aumentar o fluxo sanguíneo para os neurónios
D) Estimular a divisão das células cerebrais
E) Melhorar a função de memória

23. Como é que uma ingestão elevada de gorduras trans afecta a função cerebral?

A) Melhora o desempenho cognitivo
B) Reduz o risco de doenças neurodegenerativas
C) Favorece a memória e a aprendizagem
D) Aumenta o risco de inflamação cerebral e de declínio cognitivo
E) Reforça a barreira hemato-encefálica

24. Qual das seguintes substâncias demonstrou melhorar a plasticidade cerebral e a capacidade de aprendizagem?

A) Vitamina B12
B) Ácidos gordos ómega 3
C) Magnésio
D) Ferro
E) Cálcio

25. Qual destas regiões cerebrais é particularmente sensível a deficiências de nutrientes?

A) Cerebelo
B) Hipocampo
C) Medula oblonga
D) Tálamo
E) Medula espinal

26. Que nutriente ajuda a proteger o cérebro dos danos causados pelos radicais livres?

A) Cálcio
B) Ácidos gordos ómega 3
C) Antioxidantes

D) Zinco
E) Potássio

27. Qual dos seguintes aminoácidos ajuda na síntese de neurotransmissores envolvidos na regulação do humor?

A) Fenilalanina
B) Triptofano
C) Glicina
D) Glutamina
E) Histidina

28. Que nutriente é crucial para a correta formação e funcionamento das sinapses no cérebro?

A) Magnésio
B) Ácidos gordos ómega 3
C) Ferro
D) Vitamina D
E) Folato

29. Qual é o efeito de uma dieta rica em açúcar no hipocampo?

A) Aumenta a neurogénese
B) Melhora a função de memória
C) Prejudica a aprendizagem e a memória
D) Estimula a produção de neurotransmissores
E) Reforça as ligações sinápticas

30. Qual das seguintes funções cerebrais é diretamente influenciada por uma hidratação adequada?

A) Recordação da memória
B) Perceção sensorial
C) Coordenação e motricidade
D) Processamento visual
E) Todas as anteriores

31. Qual dos seguintes nutrientes está envolvido na regulação dos ritmos circadianos no cérebro?

A) Vitamina D
B) Ácidos gordos ómega 3
C) Magnésio
D) Vitamina B12
E) Vitamina C

32. Qual dos seguintes minerais é essencial para o bom funcionamento do cérebro, particularmente na plasticidade sináptica?

A) Sódio
B) Cálcio
C) Potássio
D) Ferro
E) Zinco

33. Qual é o papel da colina na saúde do cérebro?

A) Aumenta os níveis de dopamina
B) Ajuda a formar a acetilcolina, um neurotransmissor
C) Promove o crescimento neuronal
D) Reduz o stress oxidativo
E) Melhora a função da barreira hemato-encefálica

34. Qual das seguintes substâncias pode afetar a função cognitiva dos idosos?

A) Vitamina B12
B) Cálcio
C) Vitamina A
D) Magnésio
E) Vitamina E

35. Qual dos seguintes nutrientes contribui para a síntese de mielina no cérebro?

A) Vitamina C
B) Ácidos gordos ómega 3
C) Vitamina E
D) Ferro
E) Vitaminas do complexo B

36. Que grupo de alimentos é mais benéfico para a saúde das mitocôndrias do cérebro?

A) Hidratos de carbono
B) Proteínas
C) Alimentos ricos em antioxidantes
D) Ácidos gordos ómega 3
E) Produtos lácteos

37. Que efeito tem uma deficiência de vitamina B6 no cérebro?

A) Prejudica a memória e a função cognitiva
B) Provoca uma diminuição dos neurotransmissores que regulam o humor
C) Aumenta a produção de neurotransmissores
D) Estimula o crescimento do cérebro
E) Reduz os danos oxidativos no cérebro

38. Qual dos seguintes alimentos é mais suscetível de contribuir para melhorar a função cerebral e o desempenho cognitivo?

A) Vegetais de folha
B) Carnes processadas
C) Doces e snacks açucarados
D) Alimentos fritos
E) Cereais refinados

39. Qual é o principal papel da glucose no cérebro?

A) Suporte estrutural
B) Servir como principal fonte de energia do cérebro
C) Síntese de neurotransmissores
D) Manter o equilíbrio hídrico no cérebro
E) Fornecer antioxidantes às células cerebrais

40. Que nutriente está mais associado à regulação do humor e do bem-estar emocional?

A) Ácidos gordos ómega 3
B) Vitamina B12
C) Ferro
D) Vitamina D
E) Cálcio

41. Qual é o efeito da cafeína na atividade sináptica do cérebro?

A) Reduz a atividade sináptica.
B) Aumenta a libertação de neurotransmissores.
C) Diminui a plasticidade sináptica.
D) Provoca a morte dos neurónios.
E) Impede a comunicação sináptica.

42. Que deficiência de nutrientes está associada a um maior risco de nevoeiro cerebral e a um fraco desempenho cognitivo?

A) Vitamina B12
B) Vitamina A
C) Ferro

D) Zinco
E) Vitamina C

43. Que estrutura cerebral é particularmente sensível aos efeitos de uma má alimentação?

A) Medula
B) Hipocampo
C) Cerebelo
D) Córtex frontal
E) Tálamo

44. Qual é o efeito do consumo excessivo de álcool na nutrição e no funcionamento do cérebro?

A) Melhora a função da memória
B) Prejudica a absorção de nutrientes e o equilíbrio dos neurotransmissores
C) Estimula a neurogénese
D) Aumenta a atividade cerebral
E) Reduz o stress oxidativo

45. Como é que a vitamina D afecta a saúde do cérebro?

A) Ajuda a regular o humor e reduz o risco de depressão.
B) Melhora a memória e a função cognitiva.
C) Reforça a barreira hemato-encefálica.
D) Favorece a regeneração neuronal.
E) Regula a libertação de dopamina

46. Que nutriente tem demonstrado proteger o cérebro de doenças neurodegenerativas como a doença de Alzheimer?

A) Zinco
B) Ácidos gordos ómega 3
C) Vitamina B12
D) Ferro
E) Vitamina D

47. Como é que o stress crónico afecta as necessidades nutricionais do cérebro?

A) Aumenta as necessidades de vitamina C
B) Reduz as necessidades de magnésio
C) Aumenta as necessidades de antioxidantes
D) Melhora o metabolismo da glicose
E) Reduz as necessidades de proteínas

48. Qual dos seguintes nutrientes desempenha um papel na capacidade do cérebro para processar e armazenar memórias?

A) Magnésio
B) Folato
C) Cálcio
D) Ácidos gordos ómega 3
E) Vitamina C

49. Que função cerebral é melhorada pela ingestão adequada de ácidos gordos ómega 3?

A) Regulação emocional
B) Memória e função cognitiva
C) Qualidade do sono
D) Perceção sensorial
E) Equilíbrio e coordenação

50. Qual dos seguintes é considerado um alimento que estimula o cérebro?

A) Fast food
B) Cereais açucarados
C) Chocolate preto
D) Refrigerantes
E) Batatas fritas

Chave de resposta

1. C) Ácidos gordos ómega 3
2. C) Apoiar a integridade estrutural das membranas neuronais
3. C) Vitamina B12
4. B) Agentes patogénicos e toxinas
5. E) Vitamina B6
6. A) Aumento do estado de alerta e da concentração
7. A) Zinco
8. C) Aumenta o risco de doenças neurodegenerativas
9. B) Vegetais de folha verde
10. B) Contribui para a síntese da serotonina
11. B) Vitamina B12
12. B) Ácidos gordos ómega 3
13. C) Aumenta o estado de alerta e reduz a fadiga
14. B) Ácidos gordos ómega 3
15. D) Zinco
16. B) Apoia o desenvolvimento do tubo neural nos embriões
17. B) Tirosina
18. C) Melhora a capacidade cognitiva graças aos antioxidantes
19. C) Vitamina E
20. C) Vitamina D
21. B) Dieta mediterrânica
22. B) Proteger contra o stress oxidativo e os danos causados pelos radicais livres
23. D) Aumenta o risco de inflamação cerebral e de declínio cognitivo
24. B) Ácidos gordos ómega 3
25. B) Hipocampo
26. C) Antioxidantes
27. B) Triptofano
28. B) Ácidos gordos ómega 3
29. C) Prejudica a aprendizagem e a memória
30. E) Todas as anteriores
31. D) Vitamina B12
32. B) Cálcio
33. B) Ajuda a formar acetilcolina, um neurotransmissor
34. A) Vitamina B12
35. B) Ácidos gordos ómega 3
36. C) Alimentos ricos em antioxidantes
37. A) Prejuízo da memória e da função cognitiva
38. A) Folhas verdes
39. B) Ser a principal fonte de energia do cérebro
40. A) Ácidos gordos ómega 3
41. B) Aumenta a libertação de neurotransmissores
42. A) Vitamina B12
43. B) Hipocampo

44. B) Prejudica a absorção de nutrientes e o equilíbrio dos neurotransmissores
45. A) Ajuda a regular o humor e reduz o risco de depressão
46. B) Ácidos gordos ómega 3
47. C) Aumenta a necessidade de antioxidantes
48. B) Folato
49. B) Memória e função cognitiva
50. C) Chocolate negro

CAPÍTULO-7 / TRACTO GASTROINTESTINAL

Perguntas de escolha múltipla

1. Qual das seguintes é a principal função do trato gastrointestinal (GI)?

a) Síntese de proteínas
b) Absorção de nutrientes
c) Secreção de hormonas
d) Produção de células sanguíneas
e) Transporte de oxigénio

2. A enzima pepsina é segregada por qual das seguintes células?

a) Células parietais
b) Células principais
c) Células caliciformes
d) Células D
e) Enterócitos

3. A maior parte da absorção de nutrientes ocorre em que parte do trato gastrointestinal?

a) Estômago
b) Intestino delgado
c) Intestino grosso
d) Esófago
e) Duodeno

4. Qual é a parte do trato gastrointestinal responsável pela absorção de água e electrólitos?

a) Jejuno
b) Íleo
c) Estômago
d) Intestino grosso
e) Reto

5. A "barreira mucosa" no estômago protege o revestimento do estômago de qual das seguintes opções?

a) Sais
biliares b) Ácido clorídrico
c) Enzimas pancreáticas
d) Amilase salivar
e) Glucose

6. Qual é a função do fígado na digestão?

a) Secreção de bílis
b) Produção de ácido clorídrico
c) Absorção de nutrientes
d) Decomposição de proteínas
e) Secreção de enzimas digestivas

7. Qual das seguintes estruturas impede o refluxo de alimentos do estômago para o esófago?

a) Esfíncter pilórico
b) Esfíncter cardíaco
c) Válvula ileocecal
d) Esfíncter anal
e) Esfíncter ureteral

8. Qual das seguintes opções NÃO é uma função do pâncreas?

a) Secreção de enzimas digestivas
b) Regulação da glucose no sangue
c) Produção de bílis
d) Secreção de bicarbonato
e) Produção de insulina

9. As vilosidades do intestino delgado são importantes para qual dos seguintes processos?

a) Síntese de proteínas
b) Absorção de nutrientes
c) Digestão de hidratos de carbono
d) Armazenamento da bílis
e) Eliminação de resíduos

10. Que tipo de epitélio reveste o esófago?

a) Epitélio escamoso simples
b) Epitélio escamoso estratificado
c) Epitélio colunar simples
d) Epitélio colunar ciliado
e) Epitélio de transição

11. A hormona gastrina é produzida por que células?

a) Células D
b) Células G

c) Células I
d) Células K
e) Células L

12. Qual das seguintes é a principal função do intestino grosso?

a) Absorção de nutrientes
b) Digestão de proteínas
c) Armazenamento da bílis
d) Absorção de água e electrólitos
e) Secreção de enzimas digestivas

13. Qual é o principal papel da bílis na digestão?

a) decomposição dos hidratos de carbono
b) neutralização do ácido gástrico
c) emulsão das gorduras
d) absorção de água
e) digestão das proteínas

14. Qual das seguintes enzimas é responsável pela degradação dos hidratos de carbono na boca?

a) Pepsina
b) Amilase
c) Lipase
d) Lactase
e) Tripsina

15. Que órgão armazena a bílis produzida pelo fígado?

a) Intestino delgado
b) Intestino grosso
c) Vesícula biliar
d) Pâncreas
e) Estômago

16. O esfíncter de Oddi controla a libertação da bílis e das enzimas pancreáticas em que parte do trato gastrointestinal?

a) Estômago
b) Duodeno
c) Jejuno
d) Íleo
e) Ceco

17. A função do intestino grosso está mais estreitamente relacionada com qual das seguintes funções?

a) Absorção de glicose
b) Absorção de água e sais
c) Secreção de enzimas digestivas
d) Produção de bílis
e) Secreção de insulina

18. Que camada do trato gastrointestinal é responsável pela sua motilidade?

a) Serosa
b) Muscularis externa
c) Submucosa
d) Mucosa
e) Adventitia

19. O termo "peristaltismo" refere-se a qual das seguintes situações?

a) Absorção de nutrientes
b) Secreção de enzimas digestivas
c) Contracções musculares coordenadas que movimentam os alimentos
d) Decomposição das gorduras
e) Inflamação do revestimento do estômago

20. Qual das seguintes células segrega ácido clorídrico no estômago?

a) Células parietais
b) Células principais
c) Células G
d) Células enterocromafins
e) Células caliciformes

21. Que enzima digestiva é segregada pelo pâncreas para decompor as proteínas?

a) Amilase
b) Lipase
c) Pepsina
d) Tripsina
e) Lactase

22. A enzima lipase ajuda a digerir qual das seguintes macromoléculas?

a) Proteínas
b) Hidratos de carbono

c) Gorduras
d) Ácidos nucleicos
e) Vitaminas

23. Qual das seguintes substâncias é responsável pela absorção da vitamina B12 no intestino delgado?

a) Fator intrínseco
b) Lactase
c) Amilase
d) Gastrina
e) Sais biliares

24. Qual das seguintes hormonas estimula a secreção de bílis?

a) Secretina
b) CCK (Colecistoquinina)
c) Grelina
d) Insulina
e) Leptina

25. O esfíncter pilórico regula o movimento dos alimentos do estômago para que parte do trato digestivo?

a) Duodeno
b) Íleo
c) Jejuno
d) Ceco
e) Reto

26. Qual das seguintes partes do intestino delgado é a mais longa?

a) Duodeno
b) Jejuno
c) Íleo
d) Ceco
e) Cólon

27. A maior parte da digestão e absorção de nutrientes ocorre em que secção do intestino delgado?

a) Duodeno
b) Jejuno
c) Íleo
d) Ceco
e) Cólon

28. Qual das seguintes enzimas digestivas decompõe as proteínas em péptidos e aminoácidos?

a) Amilase
b) Lipase
c) Tripsina
d) Lactase
e) Pepsina

29. O sistema nervoso entérico controla qual das seguintes funções?

a) Fluxo sanguíneo para o estômago
b) Secreção de enzimas digestivas
c) Contração do músculo liso do trato gastrointestinal
d) Movimento dos alimentos na boca
e) Todas as anteriores

30. Qual das seguintes é uma caraterística da camada mucosa do trato gastrointestinal?

a) Contém vasos sanguíneos para a absorção de nutrientes
b) segrega enzimas digestivas
c) forma uma barreira aos agentes patogénicos
d) alberga tecido linfoide
e) todas as anteriores

31. O processo de transporte de nutrientes do trato gastrointestinal para a corrente sanguínea é conhecido como?

a) Digestão
b) Absorção
c) Secreção
d) Peristaltismo
e) Eliminação

32. Qual é a principal causa da doença do refluxo gastroesofágico (DRGE)?

a) Produção excessiva de bílis
b) Refluxo do ácido gástrico para o esófago
c) Produção excessiva de pepsina
d) Má absorção de gorduras
e) Inflamação do intestino delgado

33. Qual dos seguintes é o local mais comum para a absorção de nutrientes no sistema digestivo?

a) Estômago
b) Duodeno
c) Intestino grosso
d) Jejuno
e) Cólon

34. O sistema nervoso entérico é também designado por qual das seguintes opções?

a) Sistema nervoso central
b) Sistema nervoso periférico
c) Cérebro intestinal
d) Sistema nervoso autónomo
e) Sistema nervoso somático

35. O intestino delgado está dividido em quantas secções?

a) Um
b) Dois
c) Três
d) Quatro
e) Cinco

36. Que parte do trato gastrointestinal está envolvida no processo de deglutição?

a) Faringe
b) Estômago
c) Duodeno
d) Jejuno
e) Intestino grosso

37. Que parte do trato gastrointestinal contém uma grande população de bactérias benéficas?

a) Estômago
b) Intestino delgado
c) Intestino grosso
d) Reto
e) Duodeno

38. Qual é a função da válvula ileocecal?

a) Evita o refluxo de alimentos para o estômago
b) Controla a libertação de bílis
c) Regula o movimento do quimo do intestino delgado para o intestino grosso

d) Evita o refluxo gástrico
e) Inibe o peristaltismo

39. Qual das seguintes hormonas inibe a motilidade e a secreção gástrica?

a) Gastrina
b) Secretina
c) Grelina
d) Insulina
e) Leptina

40. O sistema digestivo é controlado por que parte do sistema nervoso?

a) Sistema nervoso somático
b) Sistema nervoso simpático
c) Sistema nervoso entérico
d) Sistema nervoso parassimpático
e) Sistema nervoso central

41. A função das glândulas gástricas é segregar qual das seguintes substâncias?

a) Bílis
b) Ácido clorídrico e enzimas digestivas
c) Muco
d) Saliva
e) Insulina

42. Qual é o principal papel do pâncreas na digestão?

a) Secreção de bílis
b) Secreção de enzimas digestivas e bicarbonato
c) Absorção de nutrientes
d) Armazenamento de bílis
e) Digestão de hidratos de carbono

43. A motilidade do trato gastrointestinal é largamente regulada por qual dos seguintes factores?

a) Estímulos químicos dos nutrientes
b) Regulação hormonal
c) Impulsos neurais do sistema nervoso entérico
d) Ambos b e c
e) Ambos a e c

44. O intestino delgado tem estruturas chamadas "criptas de Lieberkuhn". Estas estruturas contêm células que estão envolvidas em qual das seguintes actividades?

a) Secreção de enzimas digestivas
b) Absorção de água
c) Secreção de ácido clorídrico
d) Produção de bílis
e) Nenhuma das anteriores

45. A principal função do estômago é armazenar alimentos e dar início a qual das seguintes actividades?

a) Digestão de gorduras
b) Digestão de hidratos de carbono
c) Digestão de proteínas
d) Absorção de vitaminas
e) Absorção de água

46. O apêndice está ligado a que parte do sistema digestivo?

a) Intestino grosso
b) Intestino delgado
c) Estômago
d) Esófago
e) Rectum

47. Qual das seguintes situações está associada à formação de cálculos biliares?

a) Dieta pobre em gorduras
b) Níveis elevados de colesterol
c) Elevada ingestão de fibras
d) Baixa ingestão de hidratos de carbono
e) Diminuição da ingestão de água

48. O peritoneu é uma membrana que reveste que parte do trato gastrointestinal?

a) Estômago
b) Intestino delgado
c) Intestino grosso
d) Todas as anteriores
e) Nenhuma das anteriores

49. O termo "quimo" refere-se a qual dos seguintes elementos?

a) O bolo alimentar na boca
b) A mistura alimentar no estômago
c) O alimento não digerido no intestino grosso
d) As secreções do pâncreas
e) A bílis produzida pelo fígado

50. Qual das seguintes opções NÃO é uma função do trato gastrointestinal?

a) Digestão dos alimentos
b) Absorção de nutrientes
c) Eliminação de resíduos
d) Secreção de hormonas
e) Produção de células sanguíneas

Chave de resposta

1. b) Absorção de nutrientes
2. b) Células principais
3. b) Intestino delgado
4. d) Intestino grosso
5. b) Ácido clorídrico
6. a) Secreção da bílis
7. b) Esfíncter cardíaco
8. c) Produção de bílis
9. b) Absorção de nutrientes
10. b) Epitélio escamoso estratificado
11. b) Células G
12. d) Absorção de água e electrólitos
13. c) Gorduras emulsionantes
14. b) Amilase
15. c) Vesícula biliar
16. b) Duodeno
17. b) Absorção de água e sais
18. b) Muscular externa
19. c) Contracções musculares coordenadas que movem os alimentos
20. a) Células parietais
21. d) Tripsina
22. c) Gorduras
23. a) Fator intrínseco
24. b) CCK (Colecistoquinina)
25. a) Duodeno
26. c) Íleo
27. b) Jejuno
28. d) Tripsina
29. c) Contração do músculo liso do trato gastrointestinal
30. e) Todas as anteriores
31. b) Absorção
32. b) refluxo do ácido do estômago para o esófago
33. d) Jejuno
34. c) Cérebro intestinal
35. c) Três
36. a) Faringe
37. c) Intestino grosso
38. c) Regula o movimento do quimo do intestino delgado para o intestino grosso
39. b) Secretina
40. c) Sistema nervoso entérico
41. b) Ácido clorídrico e enzimas digestivas
42. b) Secreção de enzimas digestivas e de bicarbonato
43. d) Ambos b e c

44. a) Secreção de enzimas digestivas
45. c) Digestão das proteínas
46. a) Intestino grosso
47. b) Níveis elevados de colesterol
48. d) Todas as anteriores
49. b) A mistura de alimentos no estômago
50. e) Produção de células sanguíneas

CAPÍTULO-8 / SISTEMA CARDIOVASCULAR

Perguntas de escolha múltipla

1. A principal função do sistema cardiovascular é..:

a) Levar oxigénio aos pulmões
b) Remover os produtos residuais do sangue
c) Bombear sangue para várias partes do corpo
d) Controlar a taxa metabólica do corpo
e) Regular a resposta imunitária

2. O coração está localizado no:

a) Cavidade abdominal
b) Cavidade torácica
c) Cavidade pélvica
d) Cavidade craniana
e) Cavidade espinal

3. Qual dos seguintes elementos faz parte do sistema de condução do coração?

a) Corpo caloso
b) Fibras de Purkinje
c) Medula oblonga
d) Medula espinal
e) Glândula pituitária

4. A aurícula esquerda recebe sangue do:

a) Aorta
b) Veias pulmonares
c) Veia cava inferior
d) Veia cava superior
e) Artérias pulmonares

5. O sangue entra na aurícula direita a partir da:

a) Veias pulmonares
b) Aorta
c) Veias cavas superior e inferior
d) Artérias coronárias
e) Artérias pulmonares

6. Qual das seguintes válvulas separa a aurícula esquerda do ventrículo esquerdo?

a) Válvula tricúspide
b) Válvula pulmonar
c) Válvula aórtica
d) Válvula mitral
e) Válvula bicúspide

7. Os vasos sanguíneos que transportam o sangue para fora do coração são:

a) Veias
b) Capilares
c) Artérias
d) Vasos linfáticos
e) Nervos

8. O processo de troca gasosa ocorre no:

a) Artérias
b) Veias
c) Capilares
d) Coração
e) Pulmões

9. Qual dos seguintes vasos transporta sangue rico em oxigénio?

a) Artéria pulmonar
b) Veias pulmonares
c) Veia cava
d) Aorta
e) Artéria renal

10. O nó sinoatrial (SA) é responsável por:

a) Condução de impulsos eléctricos através do coração
b) Produção de glóbulos vermelhos
c) Bombeamento de sangue para os pulmões
d) Controlo da pressão arterial
e) Filtragem do sangue

11. O ventrículo direito bombeia sangue para o:

a) Pulmões
b) Aorta
c) Circulação sistémica

d) Átrio esquerdo
e) Ventrículo esquerdo

12. O termo utilizado para descrever a fase de relaxamento do coração é:

a) Sístole
b) Diástole
c) Repolarização
d) Hiperpolarização
e) Contração

13. As artérias coronárias fornecem sangue para:

a) Pulmões
b) Músculo cardíaco
c) Rins
d) Cérebro
e) Membros

14. A artéria principal que transporta o sangue para o corpo é a..:

a) Artéria pulmonar
b) Aorta
c) Artéria renal
d) Artéria carótida
e) Veia jugular

15. O som cardíaco "lub" está associado ao fecho de:

a) Válvulas semilunares
b) Válvula aórtica
c) Válvula mitral
d) Válvula tricúspide
e) Válvulas atrioventriculares

16. A pressão sanguínea é definida como a pressão do sangue contra as paredes do:

a) Vasos linfáticos
b) Câmaras cardíacas
c) Veias
d) Artérias
e) Capilares

17. Qual das seguintes opções NÃO é um tipo de vaso sanguíneo?

a) Artérias
b) Veias
c) Vasos linfáticos
d) Capilares
e) Todos são vasos sanguíneos

18. O termo "débito cardíaco" refere-se a:

a) A quantidade de sangue no coração
b) O volume de sangue bombeado pelo coração por minuto
c) O volume de sangue devolvido ao coração
d) A velocidade dos impulsos eléctricos
e) A pressão exercida nas paredes das artérias

19. A capacidade do coração de bater sem estímulo externo é conhecida como:

a) Automaticidade
b) Contractilidade
c) Excitabilidade
d) Condutividade
e) Plasticidade

20. A camada da parede do coração responsável pela contração é a..:

a) Endocárdio
b) Epicárdio
c) Miocárdio
d) Pericárdio
e) Peritoneu

21. O sangue que regressa do corpo ao coração entra em que câmara?

a) Átrio esquerdo
b) Átrio direito
c) Ventrículo esquerdo
d) Ventrículo direito
e) Seio coronário

22. O circuito pulmonar transporta o sangue do coração para o:

a) Corpo
b) Pulmões
c) Cérebro
d) Rins
e) Fígado

23. A estrutura que impede o refluxo do sangue para as aurículas é a:

a) Válvula pulmonar
b) Válvula tricúspide
c) Válvula aórtica
d) Válvula mitral
e) Válvulas semilunares

24. Qual das seguintes opções NÃO é uma função do sistema cardiovascular?

a) Transporte de nutrientes
b) Regulação da temperatura corporal
c) Secreção de hormonas
d) Coagulação do sangue
e) Troca de oxigénio e dióxido de carbono

25. A força que impulsiona o fluxo de sangue é fornecida por:

a) A ação capilar
b) O movimento respiratório
c) A ação de bombagem do coração
d) O sistema linfático
e) A viscosidade do sangue

26. O seio coronário drena o sangue do:

a) Pulmões
b) Músculo cardíaco
c) Fígado
d) Rins
e) Sistema digestivo

27. Qual das seguintes estruturas ajuda a regular o fluxo sanguíneo nos capilares?

a) Vénulas
b) Esfíncteres pré-capilares
c) Arteríolas
d) Leitos capilares
e) Válvulas

28. A maior veia do corpo humano é a:

a) Veia pulmonar
b) Veia cava inferior
c) Veia jugular

d) Veia femoral
e) Veia renal

29. O pericárdio é:

a) A camada mais externa do coração
b) A camada muscular do coração
c) Um saco que envolve o coração
d) Uma camada que impede a contração do coração
e) O vaso sanguíneo que alimenta o coração

30. O ritmo do coração é regulado pelo:

a) Sistema nervoso
b) Rins
c) Hormonas
d) Válvulas cardíacas
e) Fígado

31. Um sopro no coração é causado por:

a) Ritmo cardíaco acelerado
b) Mau funcionamento das válvulas
c) Distúrbios da coagulação sanguínea
d) Bloqueio arterial
e) Pressão arterial elevada

32. Qual das seguintes é uma caraterística das artérias?

a) Paredes finas
b) Transportam sangue pobre em oxigénio
c) Têm válvulas
d) Transportam o sangue para longe do coração
e) Conduzem diretamente aos capilares

33. A "onda T" num eletrocardiograma (ECG) representa:

a) Despolarização auricular
b) Despolarização ventricular
c) Repolarização ventricular
d) Repolarização auricular
e) Atividade eléctrica do pacemaker

34. A principal função dos glóbulos vermelhos é:

a) Combate a infecções
b) Transporte de oxigénio
c) Coagulação do sangue
d) Regulação hormonal
e) Transporte de nutrientes

35. Que estrutura é responsável por assegurar que os ventrículos e as aurículas se contraem de forma coordenada?

a) Nó atrioventricular
b) Nó sinoatrial
c) Feixe de His
d) Fibras de Purkinje
e) Artérias coronárias

36. O feixe vascular que é o principal responsável pela troca de nutrientes e resíduos entre o sangue e os tecidos é:

a) Artéria
b) Veia
c) Capilar
d) Vaso linfático
e) Nervo

37. Qual das seguintes condições pode causar um aumento da frequência cardíaca?

a) Hipertensão
b) Hipotermia
c) Exercício
d) Vasodilatação
e) Desidratação

38. Qual dos seguintes é o principal componente do sangue que ajuda na coagulação?

a) Plaquetas
b) Plasma
c) Glóbulos vermelhos
d) Glóbulos brancos
e) Electrólitos

39. Que válvula controla o fluxo sanguíneo entre a aurícula esquerda e o ventrículo esquerdo?

a) Válvula tricúspide
b) Válvula mitral
c) Válvula pulmonar
d) Válvula aórtica
e) Válvula bicúspide

40. O sangue nas artérias pulmonares é:

a) Rica em oxigénio
b) Empobrecida em oxigénio
c) Partes iguais de oxigénio e dióxido de carbono
d) Puramente dióxido de carbono
e) Apenas plasma

41. O sistema de condução do coração inclui:

a) Os pulmões
b) Os rins
c) O nódulo sinoatrial
d) O tronco cerebral
e) A válvula aórtica

42. Qual das seguintes opções é uma função das veias?

a) Transportar o sangue para longe do coração
b) Transportar apenas sangue oxigenado
c) Transportar apenas sangue desoxigenado
d) Devolver o sangue ao coração
e) Conter a pressão alta

43. A função do nó atrioventricular (AV) é:

a) Acelerar o ritmo cardíaco
b) Abrandar a condução eléctrica
c) Estimular o nódulo sinoatrial
d) Bombear sangue para os ventrículos
e) Detetar sopros cardíacos

44. Qual das seguintes opções é mais suscetível de provocar uma diminuição da tensão arterial?

a) Constrição dos vasos sanguíneos
b) Aumento da frequência cardíaca
c) Aumento do volume sanguíneo
d) Dilatação dos vasos sanguíneos
e) Stress

45. Que câmara do coração bombeia sangue oxigenado para o corpo?

a) Átrio esquerdo
b) Ventrículo esquerdo
c) Átrio direito
d) Ventrículo direito
e) Veias pulmonares

46. O termo "aterosclerose" refere-se a:

a) Inflamação do músculo cardíaco
b) Endurecimento das artérias devido à acumulação de placas
c) Ritmos cardíacos anormais
d) Aumento da frequência cardíaca
e) Aumento do coração

47. O lado direito do coração bombeia sangue para o:

a) Pulmões
b) Aorta
c) Circulação sistémica
d) Artérias coronárias
e) Cérebro

48. A válvula mitral está localizada entre os:

a) Átrio esquerdo e ventrículo
esquerdo b) Átrio direito e ventrículo direito
c) Ventrículo esquerdo e aorta
d) Átrio direito e veia cava superior
e) Ventrículo direito e artéria pulmonar

49. A função das válvulas semilunares é a de:

a) Impedir que o sangue volte às aurículas
b) Permitir que o sangue flua para os ventrículos
c) Regular o ritmo cardíaco
d) Permitir que o sangue flua dos ventrículos para as artérias
e) Aumentar o débito cardíaco

50. Qual dos seguintes factores pode influenciar a tensão arterial?

a) Débito cardíaco
b) Volume sanguíneo
c) Resistência dos vasos sanguíneos

d) Todas as anteriores
e) Nenhuma das anteriores

Chave de resposta

1. c) Bombear sangue para várias partes do corpo
2. b) Cavidade torácica
3. b) Fibras de Purkinje
4. b) Veias pulmonares
5. c) Veia cava superior e inferior
6. d) Válvula mitral
7. c) Artérias
8. c) Capilares
9. b) Veias pulmonares
10. a) Condução de impulsos eléctricos através do coração
11. a) Pulmões
12. b) Diástole
13. b) Músculo cardíaco
14. b) Aorta
15. e) Válvulas atrioventriculares
16. d) Artérias
17. c) Vasos linfáticos
18. b) O volume de sangue bombeado pelo coração por minuto
19. a) Automaticidade
20. c) Miocárdio
21. b) Átrio direito
22. b) Pulmões
23. b) Válvula tricúspide
24. c) Secreção hormonal
25. c) A ação de bombagem do coração
26. b) Músculo cardíaco
27. b) Esfíncteres pré-capilares
28. b) Veia cava inferior
29. c) Um saco que envolve o coração
30. a) Sistema nervoso
31. b) Mau funcionamento da válvula
32. d) Transportar o sangue para fora do coração
33. c) Repolarização ventricular
34. b) Transporte de oxigénio
35. a) Nó atrioventricular
36. c) Capilar
37. c) Exercício
38. a) Plaquetas
39. b) Válvula mitral
40. b) Depleção de oxigénio
41. c) O nó sinoatrial
42. d) Devolver o sangue ao coração
43. b) Abrandar a condução eléctrica
44. d) Dilatação dos vasos sanguíneos

45. b) Ventrículo esquerdo
46. b) Endurecimento das artérias devido à acumulação de placas
47. a) Pulmões
48. a) Átrio esquerdo e ventrículo esquerdo
49. d) Permitir a passagem do sangue dos ventrículos para as artérias
50. d) Todas as anteriores

CAPÍTULO 9 / SISTEMA ESQUELÉTICO

Perguntas de escolha múltipla

1. Qual das seguintes é uma função do sistema esquelético?

A) Produção de hormonas
B) Produção de células sanguíneas
C) Digestão de alimentos
D) Transporte de oxigénio
E) Síntese de proteínas

2. O esqueleto humano é composto por quantos ossos na idade adulta?

A) 306
B) 208
C) 206
D) 210
E) 212

3. Que tipo de osso é o fémur?

A) Osso plano
B) Osso longo
C) Osso curto
D) Osso irregular
E) Osso sesamoide

4. Qual destes ossos faz parte do esqueleto axial?

A) Fémur
B) Costela
C) Escápula
D) Raio
E) Pélvis

5. A principal função dos osteoblastos é:

A) Quebrar o tecido ósseo
B) Criar novo tecido ósseo
C) Manter a integridade óssea
D) Libertar cálcio para a corrente sanguínea
E) Transportar nutrientes

6. O fémur é um exemplo de um:

A) Osso plano
B) Osso longo
C) Osso curto
D) Osso irregular
E) Osso sesamoide

7. Que osso é responsável pela formação do maxilar superior?

A) Maxila
B) Mandíbula
C) Zigomático
D) Palatino
E) Vómer

8. A cartilagem que se encontra na extremidade dos ossos longos, reduzindo o atrito e absorvendo os choques, chama-se:

A) Cartilagem elástica
B) Fibrocartilagem
C) Cartilagem hialina
D) Cartilagem articular
E) Cartilagem intervertebral

9. Qual dos seguintes é o osso mais comprido do corpo humano?

A) Raio
B) Fémur
C) Tíbia
D) Úmero
E) Fíbula

10. A articulação que permite maior movimento no corpo humano é:

A) Esfera e encaixe
B) Pivô
C)
Dobradiça D) Sela
E) Deslizamento

11. O processo de formação óssea é designado por:

A) Ossificação
B) Osteomalácia
C) Osteoporose
D) Calcificação
E) Osteogénese

12. Os pontos moles no crânio de um bebé são conhecidos como:

A) Suturas
B) Fontanelas
C) Seios
D) Foramina
E) Processos

13. Qual dos seguintes elementos NÃO faz parte do esqueleto axial?

A) Crânio
B) Coluna vertebral
C) Costelas
D) Pélvis
E) Esterno

14. A principal função da medula óssea vermelha é:

A) Armazenamento de cálcio
B) Hematopoiese
C) Formação óssea
D) Armazenamento de gorduras
E) Armazenamento de minerais

15. A coluna vertebral é constituída por quantas vértebras no total?

A) 26
B) 33
C) 24
D) 30
E) 27

16. Que osso forma a base do crânio e contém o forame magno?

A) Esfenoidal
B) Temporal
C) Occipital
D) Parietal
E) Frontal

17. Que tipo de articulação se encontra entre o atlas e o eixo da coluna cervical?

A) Esfera e casquilho
B) Pivô
C)

Dobradiça D) Sela
E) Deslizamento

18. O principal mineral encontrado nos ossos é:

A) Sódio
B) Fósforo
C) Cálcio
D) Magnésio
E) Ferro

19. A condição em que os ossos se tornam fracos e quebradiços devido à perda de cálcio é designada por:

A) Osteoartrite
B) Osteoporose
C) Osteomalácia
D) Raquitismo
E) Gota

20. Qual é o osso que compõe o maxilar inferior?

A) Maxila
B) Mandíbula
C) Osso nasal
D) Osso temporal
E) Osso zigomático

21. Que parte do esqueleto protege o cérebro?

A) Caixa torácica
B) Coluna vertebral
C) Crânio
D) Cintura pélvica
E) Esterno

22. Que tipo de osso tem tipicamente a forma de um cubo e encontra-se no pulso e no tornozelo?

A) Ossos longos
B) Ossos planos
C) Ossos sesamóides
D) Ossos curtos
E) Ossos irregulares

23. A maior parte do esterno chama-se:

A) Manúbrio
B) Processo xifoide
C) Corpo
D) Cartilagem costal
E) Ângulo esternal

24. Qual dos seguintes ossos faz parte do esqueleto apendicular?

A) Costelas
B) Crânio
C) Osso pélvico
D) Vértebras
E) Esterno

25. Qual é o principal componente da matriz óssea?

A) Fibras de colagénio
B) Fosfolípidos
C) Glicogénio
D) Hemoglobina
E) Hidratos de carbono

26. A hormona que regula os níveis de cálcio nos ossos é..:

A) Insulina
B) Hormona paratiroideia
C) Tiroxina
D) Estrogénio
E) Cortisol

27. A articulação do joelho é um exemplo de que tipo de articulação?

A) Dobradiça
B) Esfera e encaixe
C) Pivô
D) Sela
E) Deslizamento

28. Qual é o principal papel dos ligamentos no sistema esquelético?

A) Ligar os músculos aos ossos
B) Formar a matriz óssea
C) Ligar os ossos a outros ossos
D) Produzir glóbulos vermelhos
E) Proteger os ossos

29. Que tipo de cartilagem se encontra no ouvido e no nariz?

A) Fibrocartilagem
B) Cartilagem elástica
C) Cartilagem hialina
D) Cartilagem articular
E) Cartilagem intervertebral

30. Que parte da vértebra é responsável por suportar o peso?

A) Processo espinhoso
B) Processo transverso
C) Corpo vertebral
D) Lâmina
E) Pedículo

31. O processo pelo qual a cartilagem é substituída por osso durante o desenvolvimento é designado por:

A) Ossificação endocondral
B) Ossificação intramembranosa
C) Remodelação óssea
D) Calcificação
E) Fusão óssea

32. Qual dos seguintes ossos é classificado como um osso plano?

A) Escápula
B) Fémur
C) Úmero
D) Patela
E) Rádio

33. Que osso contém o processo mastoide?

A) Osso temporal
B) Osso occipital
C) Osso parietal
D) Osso frontal
E) Osso esfenoidal

34. A extremidade de um osso longo é designada por:

A) Diáfise
B) Epífise
C) Metáfise

D) Periósteo
E) Cavidade medular

35. Qual das seguintes opções NÃO é uma caraterística do tecido ósseo?

A) Altamente vascular
B) Composto por osteócitos
C) Forma uma matriz de fibras de colagénio
D) Capaz de se regenerar
E) Composto principalmente por tecido adiposo

36. Qual é a parte do esqueleto que fornece a fixação para os músculos da face?

A) Maxila
B) Mandíbula
C) Zigomático
D) Osso nasal
E) Esfenoide

37. A cintura pélvica é formada pela fusão de que ossos?

A) Ílio, ísquio e púbis
B) Ílio e fémur
C) Púbis e sacro
D) Ísquio e sacro
E) Fémur e tíbia

38. A condição em que existe uma curvatura anormal da coluna vertebral é designada por:

A) Escoliose
B)
Cifose C) Lordose
D) Artrite
E) Bursite

39. Qual dos seguintes ossos faz parte da mão?

A) Patela
B) Tíbia
C) Raio
D) Escafoide
E) Fíbula

40. Que tipo de célula óssea é responsável pela reabsorção óssea?

A) Osteoblasto
B) Osteócito
C) Condrócito
D) Osteoclasto
E) Miócito

41. Qual dos seguintes é o maior osso do corpo humano?

A) Fémur
B) Tíbia
C) Pélvis
D) Úmero
E) Raio

42. Qual é o objetivo dos forames nos ossos?

A) Proporcionam espaço para os vasos sanguíneos
B) Servem de pontos de fixação para os músculos
C) Ajudam os ossos a aumentar de tamanho
D) Permitem o movimento das articulações
E) Armazenam minerais

43. Qual dos seguintes ossos está localizado no braço?

A) Clavícula
B) Rádio
C) Fémur
D) Tíbia
E) Fíbula

44. A principal função dos seios nasais é:

A) Armazenar glóbulos vermelhos
B) Iluminar o crânio
C) Produzir cartilagem
D) Produzir osteócitos
E) Proteger o sistema nervoso

45. O sacro é constituído por quantas vértebras fundidas?

A) 2
B) 3
C) 5
D) 7
E) 9

46. Qual dos seguintes ossos forma a base do crânio?

A) Temporal
B) Occipital
C) Parietal
D) Esfenoidal
E) Frontal

47. O termo "diáfise" refere-se à:

A) Eixo de um osso
longo B) Extremidade de um osso longo
C) Cartilagem que cobre o osso
D) Membrana que envolve o osso
E) Cavidade da medula óssea

48. Qual das seguintes afirmações é verdadeira em relação ao periósteo?

A) Cobre a superfície articular
B) É a cavidade central do osso
C) É uma membrana fibrosa que cobre o osso
D) Contém vasos sanguíneos mas não nervos
E) Encontra-se apenas nos ossos planos

49. Que tipo de articulação é a articulação do ombro?

A) Articulação de dobradiça
B) Articulação de pivô
C) Articulação de esfera
D) Articulação de sela
E) Articulação de deslizamento

50. Qual dos seguintes ossos faz parte da órbita ocular?

A) Temporal
B) Nasal
C) Zigomático
D) Maxilar
E) Parietal

Chave de resposta

1. B) Produção de células sanguíneas
2. C) 206
3. B) Osso longo
4. B) Costela
5. B) Criar novo tecido ósseo
6. B) Osso longo
7. A) Maxila
8. D) Cartilagem articular
9. B) Fémur
10. A) Esfera e casquilho
11. A) Ossificação
12. B) Fontanelas
13. D) Pélvis
14. B) Hematopoiese
15. B) 33
16. C) Occipital
17. B) Pivô
18. C) Cálcio
19. B) Osteoporose
20. B) Mandíbula
21. C) Caveira
22. D) Ossos curtos
23. C) Corpo
24. C) Osso pélvico
25. A) Fibras de colagénio
26. B) Hormona paratiroideia
27. A) Dobradiça
28. C) Ligar os ossos a outros ossos
29. B) Cartilagem elástica
30. C) Corpo vertebral
31. A) Ossificação endocondral
32. A) Escápula
33. A) Osso temporal
34. B) Epífise
35. E) Composto maioritariamente por tecido adiposo
36. B) Mandíbula
37. A) Ilírio, ísquio e púbis
38. A) Escoliose
39. D) Escafoide
40. D) Osteoclastos
41. A) Fémur
42. A) Proporcionar espaço para os vasos sanguíneos
43. B) Raio
44. B) Para aligeirar o crânio

45. C) 5
46. B) Occipital
47. A) Eixo de um osso longo
48. C) É uma membrana fibrosa que cobre o osso
49. C) Junta esférica e de encaixe
50. C) Zigomático

CAPÍTULO- 10 SISTEMA IMUNITÁRIO E INFLAMATÓRIO

Perguntas de escolha múltipla

1. Quais das seguintes células são responsáveis pela apresentação de antigénios no sistema imunitário?

a) Células T
b) Células B
c) Macrófagos
d) Neutrófilos
e) Eosinófilos

2. Qual é a principal função das células assassinas naturais (NK) na resposta imunitária?

a) Apresentação de antigénios
b) Fagocitose
c) Morte de células infectadas ou tumorais
d) Secreção de anticorpos
e) Ativação de células T

3. Qual das seguintes é uma caraterística da imunidade inata?

a) Reconhecimento específico de agentes patogénicos
b) Resposta de memória
c) Resposta imediata à infeção
d) Ativação de células T auxiliares
e) Produção de anticorpos

4. Que citocina é conhecida como o "regulador mestre" do sistema imunitário?

a) IL-4
b) IL-2
c) TNF-alfa
d) IL-1
e) IL-6

5. Qual dos seguintes elementos NÃO é um componente da resposta inflamatória?

a) Vasodilatação
b) Aumento da permeabilidade vascular
c) Dor

d) Coagulação
e) Ativação das células T

6. O termo "fagocitose" refere-se a:

a) O processo pelo qual as células T destroem os agentes patogénicos
b) O engolimento e a digestão dos agentes patogénicos pelas células imunitárias
c) A produção de anticorpos pelas células B
d) A ativação das proteínas do complemento
e) A libertação de citocinas

7. Qual das seguintes moléculas está principalmente envolvida no processo de opsonização?

a) Anticorpos
b) Histaminas
c) Proteínas do complemento
d) Interferões
e) Lisozimas

8. A via clássica de ativação do complemento é desencadeada por:

a) Lipopolissacáridos
b) Complexos anticorpo-antigénio
c) Citocinas
d) Padrões moleculares associados aos agentes patogénicos
e) Endotoxinas

9. Qual é o papel das células dendríticas na imunidade?

a) Produção de anticorpos
b) Fagocitose de bactérias
c) Apresentação de antigénios às células T
d) Produção de proteínas do complemento
e) Engolir células apoptóticas

10. Que proteína de superfície celular é expressa pelas células T citotóxicas?

a) CD4
b) CD8
c) CD28
d) CD19
e) CD56

11. Qual das seguintes moléculas está mais associada à inflamação?

a) Interleucina-2 (IL-2)
b) Fator de necrose tumoral-alfa (TNF-α)
c) Fator de crescimento transformador-beta (TGF-β)
d) Interferão-gama (IFN-γ)
e) Interleucina-10 (IL-10)

12. Que componente do sistema imunitário está envolvido na resposta imunitária adaptativa?

a) Neutrófilos
b) Monócitos
c) Células T
d) Mastócitos
e) Eosinófilos

13. Qual das seguintes é um exemplo de uma citocina envolvida na produção de febre?

a) Interferão-alfa
b) Interleucina-1 (IL-1)
c) Interleucina-12 (IL-12)
d) Fator de necrose tumoral (TNF)
e) Interleucina-10 (IL-10)

14. Qual das seguintes afirmações é verdadeira acerca da resposta imunitária adaptativa?

a) É rápida e inespecífica
b) Requer uma exposição prévia a um agente patogénico
c) É mediada por macrófagos
d) Faz parte do sistema imunitário inato
e) Não envolve memória

15. Qual é a imunoglobulina mais abundante no sangue?

a) IgM
b) IgA
c) IgE
d) IgD
e) IgG

16. Qual é o papel das células de memória no sistema imunitário?

a) Destruir os agentes patogénicos
b) Apresentar antigénios às células T
c) Produzir anticorpos
d) Proporcionar imunidade a longo prazo
e) Promover a inflamação

17. Qual das seguintes opções descreve a função do complexo principal de histocompatibilidade (MHC)?

a) Produzir anticorpos
b) Apresentar antigénios estranhos às células T
c) Ativar neutrófilos
d) Libertar mediadores inflamatórios
e) Regular a apoptose

18. Que resposta imunitária ocorre quando um vírus infecta uma célula?

a) Produção de anticorpos
b) Ativação de células T citotóxicas
c) Fagocitose por neutrófilos
d) Ativação do complemento
e) Libertação de histamina pelos mastócitos

19. Qual das seguintes opções NÃO é um sinal de inflamação?

a) Vermelhidão
b) Calor
c) Inchaço
d) Dor
e) Fraqueza muscular

20. Qual das seguintes células está principalmente envolvida na defesa contra infecções parasitárias?

a) Neutrófilos
b) Basófilos
c) Eosinófilos
d) Células B
e) Células T

21. Qual dos seguintes tipos de hipersensibilidade envolve uma resposta alérgica imediata?

a) Hipersensibilidade de tipo I
b) Hipersensibilidade de tipo II
c) Hipersensibilidade de tipo III

d) Hipersensibilidade de tipo IV
e) Hipersensibilidade de tipo V

22. Qual das seguintes é uma caraterística das células T helper?

a) Matam as células infectadas
b) Produzem anticorpos
c) Activam as células B
d) Suprimem as respostas imunitárias
e) Estão envolvidas na imunidade mediada por células

23. Qual dos seguintes processos está envolvido na ativação das células B?

a) Ligação do antigénio ao recetor das células T
b) Fagocitose do agente patogénico
c) Interação com as células apresentadoras de antigénio
d) Ativação das proteínas do complemento
e) Secreção de interleucinas pelas células NK

24. Qual das seguintes opções NÃO é uma função dos interferões?

a) Interferir na replicação viral
b) Estimular a produção de anticorpos
c) Ativar os macrófagos
d) Aumentar a expressão das moléculas MHC
e) Reforçar a atividade das células NK

25. Qual é a função do sistema do complemento na resposta imunitária?

a) Ligar-se a antigénios e neutralizá-los
b) Provocar a lise celular através da formação do complexo de ataque à membrana
c) Produzir citocinas que regulam a inflamação
d) Promover a produção de anticorpos
e) Aumentar a proliferação de células T

26. Qual das seguintes é uma caraterística da inflamação crónica?

a) Início agudo
b) Resolução rápida
c) Aumento da atividade dos neutrófilos
d) Lesão dos tecidos e fibrose
e) Febre alta

27. Que papel desempenham os mastócitos na resposta imunitária?

a) Secreção de histamina e de outros mediadores inflamatórios
b) Destruição de células infectadas por vírus
c) Apresentação de antigénios às células T
d) Fagocitose de bactérias
e) Ativação das vias do complemento

28. Que citocina está mais associada à diferenciação das células Th1?

a) IL-4
b) IL-2
c) IFN-γ
d) IL-10
e) IL-6

29. Qual dos seguintes é um exemplo de um órgão linfoide secundário?

a) Medula óssea
b) Timo
c) Baço
d) Fígado
e) Rins

30. Qual das seguintes proteínas desempenha um papel fundamental na prevenção de doenças auto-imunes através da supressão das respostas imunitárias?

a) IL-4
b) IL-10
c) TGF-β
d) IFN-γ
e) TNF-α

31. Qual das seguintes é uma função primária dos macrófagos durante a inflamação?

a) Secreção de anticorpos
b) Destruição de agentes patogénicos por fagocitose
c) Ativação de células B
d) Morte direta de células infectadas
e) Produção de proteínas do complemento

32. Que tipo de célula T é responsável por matar as células infectadas por vírus?

a) Células T auxiliares
b) Células T reguladoras

c) Células T citotóxicas
d) Células T de memória
e) Células T auxiliares foliculares

33. Qual das seguintes opções descreve melhor o processo de apoptose no sistema imunitário?

a) Morte de células infectadas por células T
b) Fagocitose de células apoptóticas por macrófagos
c) Expansão clonal de células T
d) Libertação de histamina durante reacções alérgicas
e) Aumento da produção de anticorpos

34. Qual das seguintes células é responsável pela deteção inicial de agentes patogénicos?

a) Células T
b) Células B
c) Células dendríticas
d) Neutrófilos
e) Células NK

35. O termo "autoimunidade" refere-se a:

a) Um estado de tolerância imunitária
b) Uma resposta imunitária contra os próprios tecidos do corpo
c) Uma falha na produção de anticorpos
d) Uma reação alérgica exagerada
e) A ausência de uma resposta imunitária

36. Qual é a função do sistema linfático na imunidade?

a) Transportar oxigénio para os tecidos
b) Facilitar a circulação das células imunitárias
c) Desintoxicar o sangue
d) Produzir glóbulos vermelhos
e) Promover a reparação dos tecidos

37. Qual é a primeira linha de defesa do sistema imunitário inato?

a) Células T
b) Anticorpos
c) Barreiras físicas e químicas como a pele e as membranas mucosas
d) Macrófagos
e) Neutrófilos

38. Qual é o papel das células T reguladoras no sistema imunitário?

a) Estimular as células B a produzir anticorpos
b) Regular a resposta imunitária e prevenir doenças auto-imunes
c) Matar as células infectadas por vírus
d) Ativar as proteínas do complemento
e) Apresentar antigénios às células T

39. Qual das seguintes substâncias está envolvida no processo de resolução da inflamação?

a) Prostaglandinas
b) Citocinas como a IL-6
c) Quimiocinas
d) Mediadores da fase de resolução como as lipoxinas
e) Fator de necrose tumoral

40. Qual das seguintes células é uma fonte de anticorpos?

a) Células T
b) Células B
c) Neutrófilos
d) Macrófagos
e) Mastócitos

41. Qual é a função do mediador inflamatório histamina?

a) Aumentar a pressão arterial
b) Dilatar os vasos sanguíneos e aumentar a permeabilidade vascular
c) Ativar as vias do complemento
d) Induzir febre
e) Promover a apoptose

42. Que tipo de resposta imunitária é desencadeada pela vacinação?

a) Resposta imunitária inata
b) Resposta imunitária adaptativa
c) Respostas imunitárias inata e adaptativa
d) Imunidade passiva
e) Apenas imunidade humoral

43. Qual das seguintes afirmações é verdadeira em relação à glândula timo?

a) Produz anticorpos
b) É o local de maturação das células B
c) Está envolvido na maturação das células T

d) Está envolvido na apresentação de antigénios
e) Filtra a linfa

44. Qual das seguintes opções NÃO é uma caraterística da imunidade adaptativa?

a) Reconhecimento específico de agentes patogénicos
b) Imunidade a longo prazo
c) Envolvimento de células T e B
d) Resposta imediata à infeção
e) Ativação de células de memória

45. Qual das seguintes células é a primeira a chegar ao local da infeção durante a inflamação?

a) Células B
b) Neutrófilos
c) Macrófagos
d) Células dendríticas
e) Células T

46. Qual é o papel da IL-2 no sistema imunitário?

a) Ativar as células T
b) Induzir febre
c) Estimular as células B a produzir anticorpos
d) Suprimir as respostas imunitárias
e) Iniciar a ativação do complemento

47. Qual é o principal papel dos anticorpos na resposta imunitária?

a) Matar diretamente os agentes patogénicos
b) Inativar e neutralizar os agentes patogénicos
c) Estimular a fagocitose pelos macrófagos
d) Produzir citocinas
e) Ativação das proteínas do complemento

48. Qual das seguintes opções está associada ao processo de variação antigénica?

a) Progressão dos tumores
b) Inflamação crónica
c) Evasão do sistema imunitário pelos agentes patogénicos
d) Memória imunitária reforçada
e) Ativação do complemento

49. Que resposta imunitária é caracterizada por hipersensibilidade de tipo retardado?

a) Hipersensibilidade de tipo I
b) Hipersensibilidade de tipo II
c) Hipersensibilidade de tipo III
d) Hipersensibilidade de tipo IV
e) Hipersensibilidade de tipo V

50. Qual das seguintes substâncias é responsável pela resolução da inflamação?

a) Citocinas pró-inflamatórias
b) Antioxidantes
c) Citocinas anti-inflamatórias
d) Factores quimiotácticos
e) Granulócitos

Chave de resposta

1. c) Macrófagos
2. c) Matar células infectadas ou tumorais
3. c) Resposta imediata à infeção
4. b) IL-2
5. e) Ativação das células T
6. b) A ingestão e digestão de agentes patogénicos pelas células imunitárias
7. c) Proteínas do complemento
8. b) Complexos anticorpo-antigénio
9. c) Apresentação de antigénios às células T
10. b) CD8
11. b) Fator de necrose tumoral alfa (TNF-α)
12. c) Células T
13. b) Interleucina-1 (IL-1)
14. b) Requer uma exposição prévia a um agente patogénico
15. e) IgG
16. d) Proporcionar imunidade a longo prazo
17. b) Apresentar antigénios estranhos às células T
18. b) Ativação de células T citotóxicas
19. e) Fraqueza muscular
20. c) Eosinófilos
21. a) Hipersensibilidade de tipo I
22. c) Activam as células B
23. c) Interação com células apresentadoras de antigénios
24. b) Fagocitose de agentes patogénicos
25. b) Provocar a lise celular através da formação do complexo de ataque à membrana
26. d) Danos nos tecidos e fibrose
27. a) Secreção de histamina e outros mediadores inflamatórios
28. c) IFN-γ
29. c) Baço
30. c) TGF-β
31. b) Destruição dos agentes patogénicos por fagocitose
32. c) Células T citotóxicas
33. b) Fagocitose de células apoptóticas por macrófagos
34. c) Células dendríticas
35. b) Uma resposta imunitária contra os próprios tecidos do organismo
36. b) Facilitar a circulação das células imunitárias
37. c) Barreiras físicas e químicas como a pele e as membranas mucosas
38. b) Para regular a resposta imunitária e prevenir doenças auto-imunes
39. d) mediadores da fase de resolução, como as lipoxinas
40. b) Células B
41. b) Dilatar os vasos sanguíneos e aumentar a permeabilidade vascular
42. b) Resposta imunitária adaptativa
43. c) Está envolvida na maturação das células T

44. d) Resposta imediata à infeção
45. b) Neutrófilos
46. a) Ativação das células T
47. b) Inativar e neutralizar os agentes patogénicos
48. c) Evasão do sistema imunitário pelos agentes patogénicos
49. d) Hipersensibilidade de tipo IV
50. c) Citocinas anti-inflamatórias

CAPÍTULO- 11/ FITOQUÍMICOS

Perguntas de escolha múltipla

1. Qual dos seguintes é um fitoquímico do tipo flavonoide?

   a) Carotenoide
   b) Antocianina
   c) Alcaloide
   d) Saponina
   e) Terpeno

2. Qual é o principal papel dos fitoquímicos nas plantas?

   a) Armazenamento de energia
   b) Proteção contra herbívoros e agentes patogénicos
   c) Fotossíntese
   d) Transporte de água
   e) Reprodução

3. Qual dos seguintes alimentos é uma fonte rica em carotenóides?

   a) Tomates
   b) Espinafres
   c) Maçãs
   d) Trigo
   e) Ovos

4. Qual dos seguintes fitoquímicos demonstrou possuir propriedades antioxidantes?

   a) Lignanas
   b)
   Flavonóides
   c) Alcalóides
   d) Saponinas
   e) Glucosinolatos

5. Os fitoquímicos que possuem propriedades de combate ao cancro são conhecidos como:

   a) Antioxidantes
   b) Fitoquelatinas
   c) Fitoalexinas

d) Carotenóides
e) Antocianinas

6. Qual dos seguintes vegetais é particularmente rico em glucosinolatos?

   a) Couves
   b) Alfaces
   c) Cenouras
   d) Pimentos
   e)
   Tomates
   Tomates

7. Os fitoquímicos de que grupo de alimentos são os principais responsáveis pela redução do risco de doenças cardiovasculares?

   a)
   Frutos de casca rija e sementes
   b) Frutos e produtos hortícolas
   c) Produtos lácteos
   d) Cereais
   e) Carnes e aves de capoeira

8. Qual dos seguintes é um exemplo de um polifenol?

   a) Luteína
   b) Curcumina
   c) Resveratrol
   d) Licopeno
   e) Vitamina C

9. Qual é o papel dos flavonóides na saúde humana?

   a) Melhorar o paladar
   b) Reduzir a tensão arterial
   c) Aumentar a energia
   d) Melhorar o tom da pele
   e) Promover a acumulação de gordura

10. Qual dos seguintes fitoquímicos é conhecido pelas suas propriedades anti-inflamatórias?

   a) Quercetina
   b) Licopeno
   c) Beta-glucanos

d) Clorofila
e) Compostos de Allium

11. Que tipo de alimentos são particularmente ricos em lignanos?

a) Cereais integrais
b) Carnes vermelhas
c) Citrinos
d) Legumes de folha
e) Produtos lácteos

12. Que fitoquímico é responsável pela coloração amarela e laranja das cenouras e das abóboras?

a) Flavonóides
b) Terpenos
c) Carotenóides
d) Alcalóides
e) Fenóis

13. O resveratrol, um fitoquímico bem conhecido, é mais comummente encontrado em:

a) Maçãs
b) Uvas
c) Laranjas
d) Cenouras
e) Batatas

14. Qual dos seguintes alimentos é uma fonte rica em saponinas?

a) Espinafres
b) Soja
c) Amêndoas
d) Tomates
e) Maçãs

15. O fitoquímico antocianina encontra-se principalmente em:

a) Mirtilos
b) Batatas
c) Cenouras
d) Tomates
e) Trigo

16. Qual das seguintes é uma propriedade fundamental dos compostos fenólicos?

a) Antioxidante
b) Antiviral
c) Antibacteriana
d) Anti-inflamatória
e) Todas as anteriores

17. Qual dos seguintes é um exemplo de um fitoquímico terpenóide?

a) Curcumina
b) Mentol
c) Licopeno
d) Clorofila
e) Isoflavonas

18. Qual dos seguintes alimentos é uma fonte do fitoquímico curcumina?

a) Canela
b) Açafrão-da-terra
c) Alho
d) Gengibre
e) Manjericão

19. O fitoquímico licopeno é mais comummente encontrado em:

a) Papaia
b) Cenouras
c) Tomates
d) Maçãs
e) Uvas

20. Os fitoquímicos do chá verde são principalmente:

a) Alcalóides
b) Polifenóis
c) Saponinas
d) Carotenóides
e) Ácidos gordos

21. Que tipo de composto é considerado um flavonoide?

a) Hidratos de carbono
b) Proteínas
c) Polifenóis

d) Terpenóides
e) Alcalóides

22. Qual dos seguintes frutos é uma fonte rica do fitoquímico quercetina?

a) Maçãs
b) Laranjas
c) Uvas
d) Mangas
e) Ananases

23. Quais dos seguintes fitoquímicos são conhecidos pela sua capacidade de melhorar a saúde digestiva?

a) Fibra
b) Carotenóides
c)
Flavonóides d) Saponinas
e) Lignanas

24. Qual das seguintes é a principal função dos fitoquímicos nas plantas?

a) Melhorar o sabor
b) Proteger contra doenças
c) Armazenar energia
d) Ajudar na reprodução
e) Facilitar a fotossíntese

25. Qual dos seguintes alimentos é uma boa fonte de beta-glucanos?

a) Aveia
b) Espinafres
c) Uvas
d) Batatas
e) Ovos

26. Qual é o principal benefício da clorofila fitoquímica?

a) Anticancerígeno
b) Antioxidante
c) Anti-inflamatório
d) Reforço imunitário
e) Todas as anteriores

27. Qual é o fitoquímico do alho que se pensa ter propriedades antimicrobianas?

a) Allicina
b) Licopeno
c) Resveratrol
d) Quercetina
e) Saponina

28. Qual dos seguintes fitoquímicos está mais frequentemente associado à prevenção de doenças cardíacas?

a) Flavonóides
b) Isoflavonas
c) Carotenóides
d) Terpenóides
e) Ácidos fenólicos

29. Qual das seguintes plantas é uma fonte importante do fitoquímico ácido elágico?

a) Bagas
b) Citrinos
c) Chá verde
d) Tomates
e) Uvas

30. Que grupo de fitoquímicos é o principal responsável pelas propriedades antioxidantes dos frutos e legumes?

a) Carotenóides
b) Polifenóis
c) Terpenos
d) Alcalóides
e) Saponinas

31. Qual dos seguintes vegetais é particularmente rico em beta-caroteno?

a) Batata-doce
b) Alface
c) Ervilhas
d) Pimentos
e) Brócolos

32. Qual dos seguintes é um fitoquímico que actua como um pesticida natural nas plantas?

a)
Flavonóides b) Saponinas

c) Alcalóides
d) Terpenóides
e) Isoflavonas

33. Qual é o principal papel dos flavonóides nos mecanismos de defesa das plantas?

a) Produzir toxinas
b) Repelir herbívoros
c) Atrair polinizadores
d) Aumentar a fotossíntese
e) Aumentar a absorção de água

34. Qual dos seguintes alimentos é uma fonte de antocianinas?

a) Mirtilos
b) Bananas
c) Abacates
d) Maçãs
e) Batatas

35. Que fitoquímico é conhecido pelas suas propriedades anti-envelhecimento?

a) Resveratrol
b) Beta-caroteno
c) Quercetina
d) Lignanas
e) Clorofila

36. Qual das seguintes plantas é uma fonte rica do fitoquímico sulforafano?

a) Brócolos
b) Maçãs
c) Uvas
d) Tomates
e) Cenouras

37. Qual das seguintes substâncias NÃO é uma classe fitoquímica?

a) Flavonóides
b) Terpenóides
c) Alcalóides
d) Hidratos de carbono
e) Compostos fenólicos

38. Qual dos seguintes frutos contém o fitoquímico licopeno?

a) Tomates
b) Maçãs
c) Laranjas
d) Uvas
e) Mangas

39. Que papel desempenham os carotenóides no corpo humano?

a) Antioxidante
b) Anti-inflamatório
c) Melhora a visão
d) Promove a saúde da pele
e) Todas as anteriores

40. Que fitoquímico dos brócolos está associado à prevenção do cancro?

a) Beta-glucano
b) Isoflavona
c) Sulforafano
d) Quercetina
e) Lignanos

41. Qual dos seguintes compostos é um dos principais contribuintes para o sabor picante das pimentas?

a) Capsaicina
b) Alicina
c) Curcumina
d) Licopeno
e) Resveratrol

42. Qual dos seguintes produtos é uma fonte natural de fitoesteróis?

a) Soja
b) Carne de vaca
c) Peixe
d) Leite
e) Ovos

43. Qual dos seguintes é um benefício do fitoquímico curcumina?

a) Apoio ao sistema imunitário
b) Anti-inflamatório
c) Antioxidante

d) Desintoxicação do fígado
e) Todas as anteriores

44. Em que tipo de alimentos se pensa que os fitoquímicos melhoram a saúde intestinal?

a) Cereais integrais
b) Produtos lácteos
c) Frutas e legumes
d) Carnes transformadas
e) Açúcar refinado

45. Qual dos seguintes fitoquímicos se encontra em quantidades significativas no chá verde?

a) Flavonóides
b) Galato de epigalocatequina (EGCG)
c) Resveratrol
d) Lignanos
e) Sulforafano

46. Que tipo de compostos vegetais são os terpenóides?

a) Fat-soluble
b) Water-soluble
c) Alkaloid-based
d) Proteins
e) Açúcares

47. Que fitoquímico se encontra em concentrações elevadas no chocolate preto?

a) Flavonóides
b) Carotenóides
c) Isoflavonas
d) Lignanos
e) Glucosinolatos

48. Qual dos seguintes alimentos é uma excelente fonte do fitoquímico ácido elágico?

a) Morangos
b) Laranjas
c) Espinafres
d) Batatas
e) Ovos

49. Qual dos seguintes fitoquímicos é responsável pelo sabor amargo de muitos vegetais?

a) Terpenóides
b) Saponinas
c) Alcalóides
d) Ácidos fenólicos
e) Flavonóides

50. Que fitoquímico presente no alho se crê ter propriedades anti-cancerígenas?

a) Alicina
b) Lignanos
c) Sulforafano
d) Carotenóides
e) Polifenóis

Chave de resposta

1. b) Antocianina
2. b) Proteção contra herbívoros e agentes patogénicos
3. a) Tomates
4. b) Flavonóides
5. c) Fitoalexinas
6. a) Couve
7. b) Frutas e produtos hortícolas
8. c) Resveratrol
9. b) Redução da tensão arterial
10. a) Quercetina
11. a) Cereais integrais
12. c) Carotenóides
13. b) Uvas
14. b) Soja
15. a) Mirtilos
16. e) Todas as anteriores
17. b) Mentol
18. b) Açafrão-da-terra
19. c) Tomates
20. b) Polifenóis
21. c) Polifenóis
22. a) Maçãs
23. d) Saponinas
24. b) Proteção contra as doenças
25. a) Aveia
26. e) Todas as anteriores
27. a) Allicina
28. a) Flavonóides
29. a) Bagas
30. b) Polifenóis
31. a) Batata-doce
32. b) Saponinas
33. b) Repelir herbívoros
34. a) Mirtilos
35. a) Resveratrol
36. a) Brócolos
37. d) Hidratos de carbono
38. a) Tomates
39. e) Todas as anteriores
40. c) Sulforafano
41. a) Capsaicina
42. a) Soja
43. e) Todas as anteriores
44. c) Frutas e legumes

45. b) Galato de epigalocatequina (EGCG)
46. a) Lipossolúveis
47. a) Flavonóides
48. a) Morangos
49. b) Saponinas
50. a) Allicina

CAPÍTULO- 12/ O controlo da ingestão de alimentos

Perguntas de escolha múltipla

1. **Que parte do cérebro está principalmente envolvida na regulação da ingestão de alimentos?**
   a) Medula oblonga
   b) Hipotálamo
   c) Cerebelo
   d) Ponte
   e) Corpo caloso
2. **A leptina é uma hormona segregada por qual dos seguintes órgãos?**
   a) Tecido adiposo
   b) Pâncreas
   c) Hipófise
   d) Intestino delgado
   e) Fígado
3. **O centro da saciedade no cérebro está localizado no:**
   a) Hipotálamo
   b) Cerebelo
   c) Medula oblonga
   d) Ponte
   e) Tálamo
4. **Qual dos seguintes péptidos diminui a ingestão de alimentos?**
   a) Grelina
   b) Insulina
   c) PYY (Péptido YY)
   d) Orexina
   e) Cortisol
5. **A grelina, uma hormona que induz a fome, é produzida no:**
   a) Pâncreas
   b) Estômago
   c) Fígado
   d) Intestino delgado
   e) Tecido adiposo
6. **Qual dos seguintes factores é um fator-chave na regulação a longo prazo da ingestão de alimentos?**
   a) Leptina
   b) Grelina
   c) Insulina
   d) Péptido YY
   e) Glucagon
7. **O núcleo arqueado do hipotálamo está envolvido na regulação de:** a) Pressão arterial
   b) Temperatura corporal

c) Ingestão de alimentos
d) Comportamento reprodutivo
e) Ritmo circadiano

8. **Qual é a principal função da leptina no organismo?**
a) Estimular o apetite
b) Suprimir o apetite
c) Aumentar a taxa metabólica
d) Regular a glucose no sangue
e) Melhorar a digestão

9. **Qual dos seguintes neurotransmissores está envolvido no sistema de recompensa relacionado com a ingestão de alimentos?**
a) Dopamina
b) Serotonina
c) GABA
d) Glutamato
e) Acetilcolina

10. **Que doença é caracterizada por um aumento anormal da ingestão de alimentos e por um aumento de peso devido à resistência à leptina?**
a) Obesidade
b) Anorexia nervosa
c) Bulimia nervosa
d) Síndrome de Prader-Willi
e) Hipertiroidismo

11. **Qual das seguintes afirmações é verdadeira em relação à grelina?**
a) Diminui antes das refeições
b) Promove a saciedade
c) Estimula a fome
d) É libertada pelo tecido adiposo
e) É regulada pelo hipotálamo

12. **O controlo homeostático da ingestão de alimentos é regulado principalmente por:**
a) Sinais emocionais
b) Sinais de fome e saciedade
c) Ritmos circadianos
d) Sinais alimentares externos
e) Todas as anteriores

13. **Que hormona aumenta durante o jejum para estimular o apetite?**
a) Grelina
b) Leptina
c) Insulina
d) Cortisol
e) Péptido YY

14. **Qual dos seguintes factores inibe a ingestão de alimentos?**
a) Grelina
b) Leptina
c) Insulina

d) Cortisol
e) Endocanabinóides

15. **Qual das seguintes substâncias é a principal responsável pela sensação de fome antes das refeições?**
a) Leptina
b) Grelina
c) Péptido YY
d) Insulina
e) Adiponectina

16. **O papel da insulina na regulação da ingestão alimentar é:**
a) Estimular a fome
b) Promover a saciedade
c) Aumentar o armazenamento de gordura
d) Suprimir a secreção de leptina
e) Aumentar o esvaziamento gástrico

17. **A hormona PYY (Péptido YY) é libertada a partir do:**
a) Estômago
b) Intestino delgado
c) Fígado
d) Pâncreas
e) Tecido adiposo

18. **Qual das seguintes afirmações sobre o hipotálamo está correta?**
a) Regula apenas os ritmos circadianos
b) Controla as emoções e o comportamento, mas não a ingestão de alimentos
c) Integra sinais do sistema digestivo para controlar o apetite
d) Secreta apenas uma hormona que regula a ingestão de alimentos
e) Não responde à leptina

19. **Qual das seguintes é uma função das orexinas?**
a) Aumentar o apetite
b) Diminuir o apetite
c) Regular o metabolismo da glicose
d) Promover o sono
e) Estimular a digestão

20. **O hipotálamo recebe informações de sinais periféricos, tais como:**
a) Níveis de glicose no sangue
b) Hormonas como a insulina e a leptina
c) Receptores de estiramento no estômago
d) Todas as anteriores
e) Nenhuma das anteriores

21. **Qual das seguintes moléculas é mais suscetível de inibir a ingestão de alimentos quando libertada pelo tecido adiposo?**
a) Grelina
b) Leptina
c) Cortisol

d) Insulina
e) Péptido YY

22. **O neuropeptídeo Y (NPY) no hipotálamo está associado a:**
a) Diminuição da fome
b) Aumento da fome
c) Aumento da saciedade
d) Redução da libertação de insulina
e) Diminuição da absorção de glicose

23. **Qual das seguintes é uma caraterística dos indivíduos com síndrome de Prader-Willi?**
a) Apetite reduzido
b) Fome e ingestão alimentar excessivas
c) Baixo peso corporal
d) Sensibilidade à leptina aumentada
e) Resistência à insulina

24. **Qual é o principal efeito da hormona grelina na ingestão de alimentos?**
a) Diminui a ingestão
de alimentos b) Aumenta a ingestão de alimentos
c) Regula o metabolismo das gorduras
d) Aumenta a termogénese
e) Promove o armazenamento de gordura

25. **Qual dos seguintes factores pode suprimir a ingestão de alimentos?**
a) Stress
b) Alimentos ricos em gordura
c) Leptina
d) Grelina
e) Picos de glicose no sangue

26. **A libertação de PYY do intestino é estimulada por:**
a) Glicemia baixa
b) Ingestão de alimentos
c) Stress
d) Falta de sono
e) Exercício físico

27. **Qual das seguintes substâncias NÃO está envolvida na regulação da ingestão de alimentos?**
a) Hipotálamo
b) Sinais periféricos de adiposidade
c) Enzimas digestivas
d) Hormonas pancreáticas
e) Feedback endócrino do trato gastrointestinal

28. **Qual das seguintes hormonas aumenta após o consumo de alimentos e promove a saciedade?**
a) Grelina
b) Insulina
c) Cortisol

d) Leptina
e) Péptido YY

29. **Qual dos seguintes factores pode aumentar o apetite nos seres humanos?**
a) Níveis elevados de glicose no sangue
b) Libertação de cortisol
c) Níveis elevados de leptina
d) Níveis elevados de PYY
e) Sensibilidade elevada à insulina

30. **Que hormona está envolvida na resposta de "recompensa" à ingestão de alimentos, especialmente de alimentos muito calóricos?**
a) Leptina
b) Serotonina
c) Dopamina
d) Grelina
e) Insulina

31. **Qual das seguintes substâncias diminui a libertação de grelina?**
a) Jejum
b) Refeições ricas em gordura
c) Aumento da adiposidade
d) Atividade física
e) Consumo de alimentos ricos em proteínas

32. **Qual dos seguintes factores contribui para a sensação de fome?**
a) Níveis elevados de leptina
b) Níveis elevados de PYY
c) Níveis baixos de glicose no sangue
d) Níveis elevados de insulina
e) Aumento da produção de serotonina

33. **Qual das seguintes é uma caraterística da teoria do "ponto de ajuste" da regulação da ingestão de alimentos?**
a) O apetite é determinado principalmente pelo gasto calórico
b) O corpo tem um intervalo de peso ideal que defende
c) A ingestão de alimentos está completamente sob controlo voluntário
d) A obesidade é causada apenas por dietas ricas em gordura
e) Os níveis de leptina não são afectados pelo peso corporal

34. **A relação entre os níveis de leptina e a ingestão de alimentos é tipicamente:**
a) Direta
b) Inversamente proporcional
c) Inexistente
d) Flutuante com os ritmos circadianos
e) Independente do peso corporal

35. **Qual das seguintes estratégias é mais eficaz para controlar a ingestão de alimentos em animais?**
a) Estimular os sinais de fome
b) Aumentar a secreção de grelina

c) Ativar o centro de saciedade
d) Suprimir a atividade da leptina
e) Reduzir a sensibilidade à insulina

36. **Qual das seguintes substâncias NÃO influencia diretamente a regulação da ingestão de alimentos?**
a) Endocanabinóides
b) Factores neurotróficos
c) Hormona do crescimento
d) Histamina
e) Neuropeptídeo Y

37. **Qual dos seguintes é um neuropeptídeo que estimula o apetite?**
a) Leptina
b) Grelina
c) PYY
d) Melatonina
e) Insulina

38. **Qual é o papel do nervo vago na regulação da ingestão de alimentos?**
a) Inibe o apetite
b) Aumenta a ingestão de alimentos
c) Transmite sinais de saciedade ao cérebro
d) Diminui a secreção da hormona da fome
e) Regula a secreção de ácido gástrico

39. **Que hormona é libertada pelo pâncreas para ajudar a regular a fome e a saciedade após uma refeição?**
a) Grelina
b) Insulina
c) Cortisol
d) Adiponectina
e) Glucagon

40. **Qual dos seguintes péptidos está principalmente envolvido na sinalização da saciedade após uma refeição?**
a) Grelina
b) Leptina
c) PYY
d) Insulina
e) Adiponectina

41. **Qual dos seguintes é um dos principais reguladores da ingestão de alimentos nos animais?**
a) Serotonina
b) Insulina
c) Grelina
d) Dopamina
e) Adrenalina

42. **O termo "hiperfagia" refere-se a:**
a) Redução da ingestão
de alimentos b) Ingestão descontrolada de alimentos

c) Aumento da saciedade
d) Aumento da preferência alimentar
e) Ausência de alterações do apetite

43. **Qual das seguintes afirmações é verdadeira sobre a resistência à leptina na obesidade?**
a) Leva a um aumento do gasto de energia
b) Resulta numa redução dos sinais de fome
c) Diminui a capacidade de sentir a saciedade
d) Reduz o apetite
e) Diminui o armazenamento de gordura

44. **Qual das seguintes opções é considerada um estímulo externo para a ingestão de alimentos?**
a) Níveis de glicose no sangue
b) Sinais hormonais
c) Contextos sociais
d) Plenitude do estômago
e) Temperatura corporal

45. **Que hormona actua no hipotálamo para inibir a fome durante os períodos de disponibilidade de alimentos?**
a) Grelina
b) Insulina
c) Leptina
d) Cortisol
e) Péptido YY

46. **Qual dos seguintes componentes alimentares influencia principalmente a saciedade através do retardamento do esvaziamento gástrico?**
a) Açúcares simples
b) Fibras
c) Proteínas
d) Gorduras
e) Sódio

47. **Qual das seguintes é uma via de sinalização chave relacionada com a regulação da ingestão de alimentos?**
a) Sinalização do recetor da insulina
b) Sinalização do recetor da leptina
c) Sinalização do recetor da grelina
d) Todas as anteriores
e) Nenhuma das anteriores

48. **Qual das seguintes é uma condição em que um indivíduo tem fome excessiva e come demais?**
a) Anorexia nervosa
b) Bulimia nervosa
c) Hiperfagia
d) Caquexia
e) Sarcopénia

49. **Que estrutura cerebral é responsável pela integração dos sinais hormonais e dos nutrientes para regular a ingestão de alimentos?**
   a) Hipocampo
   b) Hipotálamo
   c) Tálamo
   d) Medula oblonga
   e) Amígdala
50. **Qual dos seguintes factores NÃO influencia tipicamente a regulação da ingestão alimentar?**
   a) Padrões de sono
   b) Atividade física
   c) Predisposição genética
   d) Composição da flora microbiana
   e) Idade

Chave de resposta

1. b) Hipotálamo
2. a) Tecido adiposo
3. a) Hipotálamo
4. c) PYY (Péptido YY)
5. b) Estômago
6. a) Leptina
7. c) Ingestão de alimentos
8. b) Suprimir o apetite
9. a) Dopamina
10. d) Síndrome de Prader-Willi
11. c) Estimula a fome
12. b) Sinais de fome e de saciedade
13. a) Grelina
14. b) Leptina
15. b) Grelina
16. b) Promover a saciedade
17. b) Intestino delgado
18. c) Integra os sinais do sistema digestivo para controlar o apetite
19. a) Aumentar o apetite
20. d) Todas as anteriores
21. b) Leptina
22. b) Aumento da fome
23. b) Fome e ingestão excessiva de alimentos
24. b) Aumenta a ingestão de alimentos
25. b) Leptina
26. b) Ingestão de alimentos
27. c) Enzimas digestivas
28. b) Insulina
29. b) Libertação de cortisol
30. c) Dopamina
31. c) Aumento da adiposidade
32. c) Níveis baixos de glucose no sangue
33. b) O corpo tem uma gama de peso ideal que defende
34. b) Inversamente proporcional
35. c) Ativação do centro de saciedade
36. e) Neuropeptídeo Y
37. b) Grelina
38. c) Transmite sinais de saciedade ao cérebro
39. b) Insulina
40. c) PYY
41. c) Grelina
42. b) Ingestão descontrolada de alimentos
43. c) Diminui a capacidade de sentir a saciedade
44. c) Contextos sociais
45. c) Leptina

46. b) Fibra
47. d) Todas as anteriores
48. c) Hiperfagia
49. b) Hipotálamo
50. e) Idade

REFERÊNCIAS

1. Ainslie PN, Reilly T, Westerterp KR. Estimating human energy expenditure: A review of techniques with particular reference to doubly labeled water. Sports Med 33: 683-698, 2003.
2. Bender DA. Nutritional Biochemistry of the Vitamins. Cambridge: Cambridge University Press, 2003.
3. Berg JM, Tymoczko JL, Gatto GJ, Stryer L. Biochemistry. 8ª ed. New York: W. H. Freeman, 2015.
4. Boudin F, van Buul VJ, Shewry PR. O trigo torna-nos gordos e doentes? J Cereal Sci 58: 209-215, 2013.
5. Calder PC. Omega-3 fatty acids and inflammatory processes (Ácidos gordos ómega 3 e processos inflamatórios). Nutrientes 2: 355-374, 2010.
6. Elia M. Fisiologia da nutrição. In: Clinical Nutrition, editado por Geissler C, Powers HJ. 5th ed. Oxford: Wiley-Blackwell, 2017, p. 15-34.
7. Ekmekcioglu C, Wallner P, Kundi M. Red meat, diseases, and healthy alternatives: Uma revisão crítica. Crit Rev Food Sci Nutr 58: 247-261, 2018.
8. Gibney MJ, Lanham-New SA, Cassidy A, Vorster HH. Introduction to Human Nutrition. 2.ª ed. Chichester: Wiley-Blackwell, 2009.
9. Groff JL, Gropper SS, Hunt SM. Advanced Nutrition and Human Metabolism (Nutrição Avançada e Metabolismo Humano). 3a ed. Minneapolis: West Publishing Company, 1995.
10. Gropper SS, Smith JL, Carr TP. Advanced Nutrition and Human Metabolism (Nutrição Avançada e Metabolismo Humano). 8ª ed. Boston: Cengage Learning, 2022.
11. Gowder SJT, Devaraj H. Effect of food flavour cinnamaldehyde on the antioxidant status of rat kidney. In: Princípios Básicos e Significado Clínico do Stress Oxidativo, editado por Gowder SJT. Europa: InTech Open Access Publisher, 2015, p. 1-328. DOI:10.5772/61884.
12. Gowder SJT, editor. Uma Avaliação Crítica da Vitamina D - Visão Geral Básica. Europa: InTech Open Access Publisher, 2017, p. 1-330. DOI:10.5772/61867.
13. Gowder SJT, editor. Uma Avaliação Crítica da Vitamina D - Visão Geral Clínica. Europa: InTech Open Access Publisher, 2017, p. 1-258. DOI:10.5772/68714.
14. Gowder SJT. Pequeno-almoço: Uma excelente ferramenta para a comunicação bilateral durante as horas de aula. Am J Biomed Sci Res 20: AJBSR.MS.ID.002740, 2023. DOI:10.34297/AJBSR.2023.20.002740.
15. Gowder SJT. Doença de Menkes: Uma atualização. Am J Biomed Sci Res 20: AJBSR.MS.ID.002760, 2023. DOI:10.34297/AJBSR.2023.20.002760.
16. Gowder SJT. A água e a saúde do cérebro: An overview. Ata Sci Neurol 7: 1-2, 2024.
17. Gowder SJT. Impacto da religião na alimentação e na nutrição. J Ecohumanism 3: 2968-2978, 2024. DOI:10.62754/joe.v3i7.4430.

18. Gowder SJT. Aspectos sociais da alimentação e nutrição: Uma visão geral. J Ecohumanism 3: 2953-2961, 2024. DOI:10.62754/joe.v3i7.4431.
19. Hall JE. Guyton and Hall Textbook of Medical Physiology. 14a ed. Philadelphia: Elsevier, 2021.
20. King JC, Cousins RJ. Zinco. In: Modern Nutrition in Health and Disease, editado por Shils ME, Shike M, Ross AC, Caballero B, Cousins RJ. 10ª ed. Baltimore: Lippincott Williams & Wilkins, 2006, p. 271-285.
21. Malavolti M, Mussi C, Poli M, Fantuzzi AL, Salvioli G, Battistini NC, Bedogni G. Cross-calibration of eight-polar bioelectrical impedance analysis versus dual-energy X-ray absorptiometry for the assessment of body composition in healthy subjects aged 21-82 years. Ann Hum Biol 30: 380-391, 2003.
22. Nelson DL, Cox MM. Lehninger Principles of Biochemistry. 8ª ed.. Nova Iorque: W. H. Freeman, 2021.
23. Riccardi G, Giosuè A, Calabrese I. Dietary carbohydrates and cardiovascular disease. Nutrients 13: 282, 2021.
24. Rizzo G, Laganà AS, Rapisarda AMC, La Ferrera GM, Buscema M, Rossetti P, Nigro A, Fichera M, Marzullo P, Guido M, Vitale SG. Vitamin D and endometriosis: Biological, epidemiological, and clinical evidence. Gynecol Endocrinol 32: 101-104, 2016.
25. Stipanuk MH, Caudill MA. Biochemical, Physiological, and Molecular Aspects of Human Nutrition (Aspectos bioquímicos, fisiológicos e moleculares da nutrição humana). 4a ed. St. Louis: Elsevier, 2018.
26. Trumbo P, Schlicker S, Yates AA, Poos M. Dietary reference intakes for energy, carbohydrate, fiber, fat, fatty acids, cholesterol, protein, and amino acids. J Am Diet Assoc 102: 1621-1630, 2002.
27. Whitney E, Rolfes SR. Understanding Nutrition. 16ª ed. Boston: Cengage Learning, 2022.

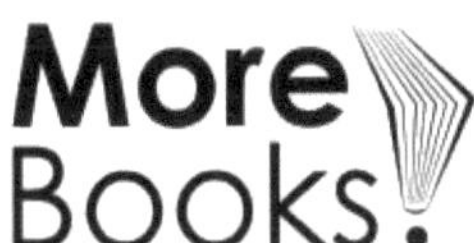

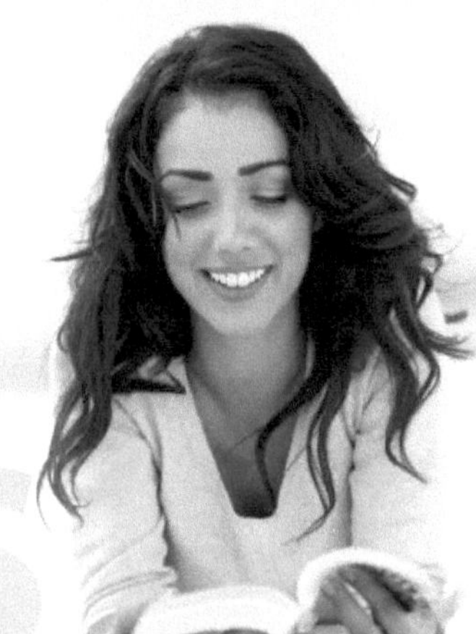

I want morebooks!

Buy your books fast and straightforward online - at one of world's fastest growing online book stores! Environmentally sound due to Print-on-Demand technologies.

Buy your books online at
www.morebooks.shop

Compre os seus livros mais rápido e diretamente na internet, em uma das livrarias on-line com o maior crescimento no mundo! Produção que protege o meio ambiente através das tecnologias de impressão sob demanda.

Compre os seus livros on-line em
www.morebooks.shop

info@omniscriptum.com
www.omniscriptum.com

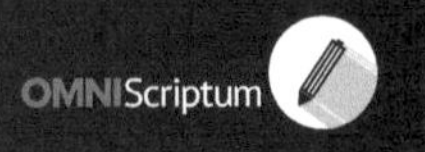

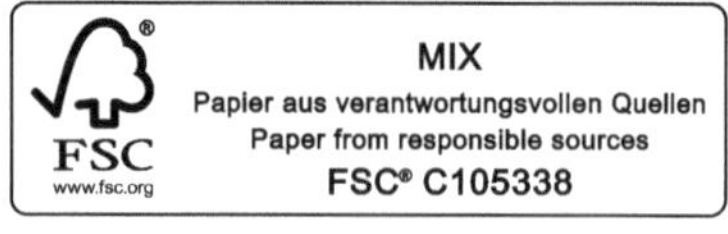

Printed by Books on Demand GmbH, Norderstedt / Germany